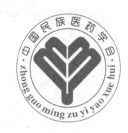

中国民族医药学会标准

T/CMAM T19—43—2019

土家医药医疗标准

U0272975

2019-06-30 发布　　　　　　　　　　　　2019-10-30 实施

中国中医药出版社

图书在版编目（CIP）数据

土家医药医疗标准/中国民族医药学会编著 . —北京：中国中医药出版社，2019.6
（中国民族医药学会标准）
ISBN 978 – 7 – 5132 – 5604 – 9

Ⅰ . ①土…　Ⅱ . ①中…　Ⅲ . ①土家族—民族医学—技术规范　Ⅳ . ① R297.3–65

中国版本图书馆 CIP 数据核字（2019）第 110283 号

中国中医药出版社出版

北京经济技术开发区科创十三街 31 号院二区 8 号楼
邮政编码　100176
传真　010 64405750
河北省武强县画业有限责任公司印刷
各地新华书店经销

开本 880×1230　1/16　印张 9.75　字数 272 千字
2019 年 6 月第 1 版　2019 年 6 月第 2 次印刷
书号　ISBN 978 – 7 – 5132 – 5604 – 9

定价　78.00 元
网址　www.cptcm.com

社 长 热 线　010-64405720
购 书 热 线　010-89535836
维 权 打 假　010-64405753

微信服务号　zgzyycbs
微商城网址　https://kdt.im/LIdUGr
官 方 微 博　http://e.weibo.com/cptcm
天猫旗舰店网址　https://zgzyycbs.tmall.com

如有印装质量问题请与本社出版部联系（010-64405510）
版权专有　侵权必究

总 目 次

土家医药名词术语

T/CMAM T19—2019

目　次

前　言

　　《土家医药名词术语》（以下简称《术语》），分为土家族文字、汉语注音、名词及其解释等四个部分。

　　本《术语》由中国民族医药学会提出并发布。

　　本《术语》由国家中医药标准化技术委员会归口。

　　本《术语》主要起草单位：湘西自治州民族中医院、湖南省民族中医医院、湘西自治州民族医药研究所、湖南省土家医药研究中心——吉首大学、张家界中医院、重庆市黔江区中医医院。本《术语》主要起草人：田华咏、谭晓文、周明高、李萍、田兰、马伯元、娄新照、彭清忠、侯启年、张元忠、高陆地。

引　言

　　《土家医药名词术语》（以下简称《术语》）的编写，目的在于规范土家医药学基础理论、诊断学、治疗学、药学、方剂学、辨证论治中临床各科常见疾病的名词术语。本《术语》从土家族语、汉语注音、土家医药名词以及内涵的解释等几个方面进行论述，是对土家医药名词术语标准化的有益尝试，为土家医药标准化研究奠定了坚实的基础。

　　本《术语》，对于规范土家医药基础理论的研究、临床疾病标准化诊疗策略与方法、诊疗行为，提高土家医药对常见病、多发病以及重大疾病的诊疗和科研等方面都具有重要意义。本《术语》体现的土家族语言特色及特有名词术语的内涵，简明实用，可操作性强，符合医疗法律和法规要求，具有指导性、普遍性和可参照性，适用于土家医药学教学、医疗、科研和土家医药产业相关人员的学习和研究，可作为临床诊疗规范和质量控制的主要参考依据，具有较强的指导价值和应用价值。

　　本《术语》的制定，是受国家中医药管理局、中国民族医药学会、中国民族医药学会土家医药分会委托，于2016年启动土家医药名词术语的规范化研究。在研究过程中，参照了国家中医药管理局"中医药标准化项目"及其多个"民族医药临床技术操作规范与病症诊疗指南"的要求。本《术语》的研究以课题组的形式，组建了以湘西自治州民族中医院、湘西自治州民族医药研究所、湖南省土家医药研究中心（吉首大学）为首的土家医药名词术语研究专家组，制定了《术语》的研究标准，起草了土家医药名词术语总论、基础理论、诊断学、治疗学、土家药学、方剂学、各科疾病等7个方面的名词术语。本《术语》在研究过程中，得到了国家中医药管理局、湖南省中医药管理局、湘西土家族苗族自治州卫生健康委员会、中国民族医药学会和国家中医药标准化技术委员会领导的高度重视和支持，采纳了有关专家的宝贵意见，在此一并表示感谢！

01 总论

序号	土家族文字	汉语注音	名词	解释
01.01	bif ziv ser zor civ pu	毕兹色左此普	土家医学	是反映土家族对人类生命、健康和疾病的认识，具有独特理论及技术方法的医学科学
01.02	Bif zix ser cix pux	毕兹色此普	土家药学	研究土家药基础理论和各种药材的来源、采制、性能、功效、临床应用知识的一门学科
01.03	Ser zox	色左	药匠	土家族对医生的尊称
01.04	Hux six	服侍	服侍	服侍患者，照料其药食起居
01.05	Bif zix ser cix pux	毕兹色此普	土家医药学	土家医学与土家药学的合称
01.06	Nier zuf bif zix ser cix oux	聂住毕兹色此普	土家医学史	研究土家医学发展过程及其规律的土家医学科
01.07	Bif zix ser xiox banx arcix pux	毕兹色心汗阿此此	土家医医案	土家医记录病情及诊断与治疗过程的文献
01.08	Bif zix ser sox tirlongx ci pux	毕兹色所提垄此普	土家医养生学	研究土家族传统保健理论方法和应用的学科
01.09	Xinx hanx ax zir	心汗阿直	传病	毒气相互传播而造成新的感染的患病途径
01.10	Xinx hanx ar	心汗阿	整病	
01.11	Xinx hanx zaox hux	心汗招扶	防病	未病先防，预防疾病的发生
01.12	Xinx hanx tir	心汗提	得病	各种原因使人患病，土家医称"得病"
01.13	Xinx hanx bax	心汗巴	看病	患病后找医生诊疗疾病，土家族称"看病"

02 土家医基础理论

序号	土家族文字	汉语注音	名词	解释
02.01	Mef nox dax hof	嘪啱打合	天人相应	人对自然的依存与适应关系
02.02	Genx die bax dor	根的巴夺	整体观念	人体自身整体性并与外环境相统一的思想
02.03	Sox dix tur	所起图	三元	对自然界天、地、人的合称
02.04	Jinx niex mef dix	筋捏脉气	筋脉	由筋、血脉和经脉三部分组成
02.05	Dur ongx longr	毒翁龙	五毒	风毒、寒毒、湿毒、火毒、草毒五种致病毒气的合称
02.06	Af jief af congx	阿借阿冲	肢节	由肢体、骨头和榫组成，是人体的主要运动器官
02.07	Lux gax zongx kuix	鲁嘎忠亏	榫	骨与骨相连之处
02.08	Kax taox kox bax dex	咔讨可巴爹	上元器官	脑、心、肺等体内器官
02.09	Lox liux ser per dex	倮溜色迫爹	中元器官	肚、肠、肝等体内器官
02.10	Bar tir laf tux dex	八提那土爹	下元器官	腰子、养心肠、精脬、尿脬等体内器官
02.11	Wof tuf sox dix tur	卧吐所起图	内三元	维持人体生命活动的体内三种物质——气、血、精
02.12	Sif six miex senr dif	四思、灭尔神气	气血精	是构成人体和维持人体生命活动的基本物质
02.13	Sif six	是思	气	构成人体及维持生命活动的最根本、最微细的物质，同时也具有生理机能的含义
02.14	Miex	灭尔	血	行入脉中，并循环流注于全身，具有营养和滋润作用的红色液体
02.15	Sox tie yer caif	所提叶菜	精	广义之精：指人体一切有形精微物质——气、血、津液和水谷精微。狭义之精：专指男女生殖之精
02.16	Yer caif sif six	叶菜是思	精气	人体精与气的统称
02.17	Sox tie cer	所提泽	津液	津与液的合称，是体内的正常水液
02.18	Rir cer cux nier xif	日泽处聂细	精脬	男子藏精之处
02.19	Box lir longx bif lax	波立垄被拉	养儿肠	女性发生月信和孕育胎儿的器官
02.20	Sif six miex mef dix	是思灭尔脉气	经脉	为气血运行的通道

序号	土家族文字	汉语注音	名词	解释
02.21	Sif six miex dax hof daf	是思灭尔打合大	气血失调	气与血失去相互协调平衡的病理变化
02.22	Sif six taf six	是思他思	气虚	由劳倦内伤或重病，久病后元气不足，三元脏器功能低下，抗病能力减弱的病理变化
02.23	Kax pux pur	卡普卜（思列被翁）	月信	育龄妇女养儿肠周期性出血的生理现象，多在女子 14～49 岁发生
02.24	Ex cex dongr gaf	尔车咚嘎	精窍	指男性尿道口
02.25	Xinx hanx yanr genr	心汗原根	病因	致人体发生疾病的原因
02.26	Duf	毒	毒	对能引发疾病物质的统称
02.27	Sif six duf	是思毒	毒气	对各种致病因素的统称
02.28	Wof tux duf	沃图毒	内毒	体内代谢过程中产生或病变所产生的内生毒气，如粪毒、尿毒、水毒、血毒、气毒等统称的内毒
02.29	Mer tif duf	没替毒	胎毒	婴儿在胎中禀受自母体的热毒，可成为其出生后易发生疱疹诸病的病因
02.30	Ref sux duf	热书毒	风毒	具有轻扬开泄，善动不居，向上、向外升发特征的毒气
02.31	Bur sir duf	不实毒	麻毒	能引起麻疹病的毒气
02.32	Yer duf	叶毒	食毒	误服有毒物品或污染食材后中毒
02.33	Ser duf	色毒	粪毒	粪便不能正常排出，积聚体内而致病的毒气
02.34	Tiex per pox xix duf	铁迫坡细毒	蛊毒	微生物和寄生虫释放的有毒致病物质
02.35	Tiex per duf	铁尔迫毒	虫毒	有毒昆虫、毒蛇及其他动物致伤病因，统称"虫毒"
02.36	Geir duf	格欸毒	热毒	易导致热性病证的毒气的统称
02.37	Mef liex sif six duf	没列是思毒	气毒	空气中的有毒气体或毒素
02.38	Wuf dif dix duf	务气起毒	寒毒	自然界中具有寒冷凝滞特性的致病毒气
02.39	Kax biex liex duf	卡别列毒	湿毒	具有黏滞、水湿特征的致病毒气
02.40	Ex crx duf	尔车毒	尿毒	尿液不能正常排出，蓄积于体内或渗入脏器而致病的毒气
02.41	Ref duf	热毒	脓毒	体内火毒灼腐血肉成脓，进入血脉而致病的毒气
02.42	Sif six pux cir	是思普尺	气亏	三元之气不足，脏器功能减弱或衰退，抗病能力差的病理状态

序号	土家族文字	汉语注音	名词	解释
02.43	Sif six songr	是思思翁	气阻	三元之气受阻,导致机体功能障碍的病理状态
02.44	Sif six songx eif	是思思翁欸	气逆	三元之气向上冲逆的病理状态
02.45	Miex geir	灭尔 格欸	血热	三元脏器内火热盛,热侵血脉所致的病理表现
02.46	Miex wuf qif qix	灭尔务气起	血寒	寒气内客于血脉,凝滞气机,血行不畅所致的病理表现
02.47	Miex pux cir	灭尔普尺	血亏	产血不足或失血过多造成的血少,血的营养功能减弱,组织器官失养的病理状态
02.48	Mianf jiex miex	糯姐灭尔	红血	由谷气、清气和血水组成,运行于筋脉,具有营养和濡润机体作用的血液
02.49	Xinf gax miex	信嘎灭尔	青血	机体消耗了部分谷气和清气后,运行于青筋内的血液
02.50	Mef qix	脉气	血脉	由青筋和素筋组成,或称血管
02.51	Box lir kuaix liaox yer caif	波立块了叶菜	孕精	具有生殖功能的精微物质,即精子与卵子
02.52	Yer gaf xix yer caif	叶嘎细叶菜	谷精	从食物中摄取物质而化生的精微营养之物

03 土家医诊断学

序号	土家族文字	汉语注音	名词	解释
03.01	Six lier mor bax	思列莫巴	问诊	询问病情，了解疾病起因、发生、发展及现状与变化的诊断方法
03.02	Xinx hanx bax	心汗巴	看诊	察看病人神色、舌苔和舌态、五官、四肢、皮肤毛发变化的诊断方法
03.04	Mef zax mor bax	嘿咱莫巴	脉诊	号脉诊察疾病的诊断方法
03.03	Bux bur mor bax	补不莫巴	摸诊	手触摸患处，如前额、骨头等疼痛部位，以了解病情的诊断方法
03.05	Ongr dief bax	翁且巴	耳诊	通过观察、摸、脉诊等方法察看耳郭的变化，辅助诊察疾病的诊断方法
03.06	Rur mor bax	人莫巴	听诊	用听觉来辨识病人的语言声音、呼吸、咳嗽等，以了解病情的诊断方法
03.07	Nanr mor bax	南莫巴	闻诊	通过听觉与嗅觉，了解由病人发出的各种异常声音和气味，以诊察病情，包括听声音和嗅气味两方面内容的诊断方法
03.08	Jief mix tir bax	借米提巴	指诊	观察指甲、指纹、指形的变化，以辅助观察疾病的诊断方法
03.09	Jief lax pir bax	借拉皮巴	掌诊	观察手掌的颜色，以辅助诊察疾病的诊断方法
03.10	Nax mor bax	那么巴	按诊	医生用手对病人体表进行触摸、按压以诊察、了解病情的诊断方法
03.11	Dif bax dor xif cix pux	地巴夺细此普	诊断学	根据土家医学的理论体系，研究诊察病情，判断病种，辨别证候的基础理论、基本知识和基本技能的学科
03.12	Xin hanx bax	心汗巴	望诊	用视觉观察病人的神、色、形、态、舌象、排泄物、小儿指纹等异常变化，以了解病情的诊断方法
03.13	Mer bax	没巴	腹诊	以按触为主，结合问、看、脉诊手段来诊察肚腹部位，以了解疾病的诊断方法

04　土家医治疗学

序号	土家族文字	汉语注音	名词	解释
04.01	Zenx nier yanr zer	诊聂原则	治则	对临床的具体立法、处方、用药等具有普遍的指导意义，是治疗疾病时必须遵循的基本原则
04.02	Zenx nier xif	诊聂细	治法	以治疗原则为指导，针对不同病证采用的具体治疗方法与手段
04.03	Nier longf zenx xif	聂弄诊细	七法	汗法、泻法、赶法、温法、清法、补法、止法等七种土家医治疗大法的合称
04.04	Buf niex xix	补聂细	补法	具有补养作用的治疗大法
04.05	Qinx niex xinx	清聂细	清法	具有清热败毒作用的治疗大法
04.06	Pif niex xix	屁聂细	吐法	具有催吐作用的治疗大法
04.07	Dar nier xif	达聂细	下法	具有通便作用的治疗大法
04.08	Xiaox niex xix	消聂细	消法	具有消食、行气、散积作用的治疗大法
04.09	Ar pix pix soux niex xix	阿匹匹收聂细	固涩法	用药味酸涩，具有收敛固涩作用的方子，治疗气、血、精滑脱不禁的治法
04.10	Yer gaf zenx nier xif	叶嘎诊聂细	食疗法	用具有药理作用的食材治疗疾病的方法
04.11	Sax max geir dor	洒马格欼夺	寒者热之	针对寒性的病证使用温热方药进行治疗的原则
04.12	Geir mar sax dor	格欼马洒夺	热者寒之	针对热性的病证使用寒凉方药进行治疗的原则
04.13	Xef max bor dor	谢马剥夺	实者泻之	针对性质属实的病证采用攻泻方药进行治疗的原则
04.14	Pux cir mar bux dor	普尺马补夺	亏者补之	针对亏虚的病证使用补养方药进行治疗的原则
04.15	Sif six buf miex longx nierx xix	是思补灭尔垄聂细	补气养血法	用具有益气补血作用的方子治疗气血两虚证的治法
04.16	Miex wuf dif dix miex zix	灭尔务气起灭尔止	凉血止血	用具有清热凉血作用的方子治疗血热动血证的治法
04.17	Miex buf niex xinx	灭尔补聂细	补血法	用具有补血作用的方子治疗血虚证的治法
04.18	Yanr buf niex xix	阳补聂细	补阳法	用具有温补阳气作用的方子治疗阳虚证的治法
04.19	Sif six miex tiaor nier xif	是思灭尔调聂细	调和气血法	用具有理气和血作用的方子治疗气血不调病证的治法

序号	土家族文字	汉语注音	名词	解释
04.20	Miex hof niex xinx	灭尔合捏西	活血化瘀法	用具有活血化瘀、疏通经络作用的方子治疗瘀血凝滞，经络受阻所致病证的治法
04.21	Miex hof duf piex nier xif	灭尔活毒撒聂细	活血解毒法	用具有活血化瘀通络、祛除毒邪作用的方子治疗病证的方法
04.22	Geir qinx duf piex nier xif	格欸清毒撒聂细	清热解毒法	用具有清热毒、解热毒作用的方子治疗热盛证、火毒证及痈肿毒等病证的治法
04.23	Wor taf piex nier xif	沃塔撒聂细	解表法	用发汗宣肺的方子祛除肌表之毒气以治疗表证的治法
04.24	Mer cox cer jiex nier xif	没挫泽姐聂细	健肚利水法	用具有健肚助运、利水渗湿作用的方子治疗肚腹水肿证的治法
04.25	Kex six wuf zenx nier xif	克尔思务诊业西	烧艾疗法	以艾绒为主要材料制成艾炷或艾条，点燃后熏熨或温灼体表腧穴的灸法
04.26	Sef xianx anx ngax zenx nier xif	麝香安额阿诊捏西	麝针疗法	用香樟的尖牙深刺腧穴以治疗疾病的方法
04.27	Geir pex zenx nier xix	格欸拍诊聂细	热敷疗法	将发热的物体置于身体的患处或特定部位，产生温热效果，以防治某些疾病的一种疗法
04.28	Kax biex liex pex zenx nier xif	卡别列拍诊聂细	湿敷疗法	用药液将纱布浸湿敷入患处，并保持敷料的湿润，以治疗疾病的一种疗法
04.29	Sif biex zenx nier xif	是别诊聂细	推抹疗法	推法和抹法的统称
04.30	Sif biex niex xix	是别捏西	推法	用手指、掌或其他部位着力于人体一定部位或穴位，做前后、上下、左右的直线或弧线推的手法
04.31	Kux wox zenx nier xif	枯窝诊聂细	熏洗疗法	用药物煎汤的热蒸汽熏蒸患处，并用温药液淋洗局部以治疗各种病证的方法
04.32	Kux tong zenx nier xif	枯统诊聂细	熏蒸疗法	用药物加水煮沸后产生的药蒸汽熏蒸患处以治疗疾病的方法
04.33	Her nier xif	嚇聂细	刺法	应用特制的针具刺激腧穴或身体的某些部位以防治疾病的方法
04.34	Anx ngax tiaox zenx nier xif	安额阿挑诊捏西	针挑疗法	用特制的针具挑破疼痛反应点浅层皮肤异常点或挑出皮下纤维物以治疗疾病的方法
04.35	Rar lier gux lox zenx nier xif	日阿列古保诊业细	蛋滚疗法	用煮熟的蛋，趁热置于患处，旋转流动，利用热力祛除毒气的治疗方法
04.36	Qier bif bur cif kanx zenx nier xif	切被不次砍诊业细	扑灰碗疗法	用热草木灰作介质，装入瓷碗内，用湿布或湿毛巾包扎碗面，用热灰碗面在患处进行旋转移动湿熨以治疗寒性疾病的方法

续表

序号	土家族文字	汉语注音	名词	解释
04.37	Tex ter wuf zenx nier xif	特也特务诊业细	烧灯火疗法	用干灯心草蘸香油点燃，灸灼病处或穴位以治疗病证的方法
04.38	Mix ser sif sif biex zenx nier xif	米色士是别诊业细	推油火疗法	用桐油加热后沸腾所形成的泡沫作为介质进行推抹以治病的方法
04.39	Bur sir bux lur zenx nier xif	不实补六诊聂西	放痧疗法	用边缘光滑的牛角刮痧板或其他刮具，蘸刮痧介质，在体表筋脉循行部位，进行自上而下、由内向外均匀地反复刮动，刮至局部出现紫红色痧斑为宜的治病方法
04.40	Mix anx ngax zenx nier xif	米安额阿诊聂西	雷火神针疗法	用特别的器具，集针刺、热疗、药物趋导三位一体在患处治疗的一种方法
04.41	Mix tix kux har zenx nier xif	米梯苦哈诊业细	扯罐疗法	用特制罐具，利用罐内负压吸附于体表而产生热刺激以治疗疾病的方法
04.42	Ref sux piex dix zenx nier xif	日尔书撒底诊业细	提风疗法	用熟热鸡蛋药物熨脐，提出"中元"风毒之邪以治疗疾病的方法
04.43	Jir par cer bux zenx nier xif	及爬泽补诊业细	泡脚疗法	用煮沸后的药水（温水）浸泡脚部的一种治病方法
04.44	Erf mix zenx nier xif	日尔米诊业细	酒火疗法	用特制药酒燃烧火苗在患处锤击治病的方法
04.45	Lux gax ax sax zenx nier xif	鲁嘎阿洒诊业细	接骨疗法	包括理筋正骨复位、外敷药物、小夹板固定以及康复技术以治疗骨折的方法
04.46	Senx tur duf zenx nier xif	声头杜诊业细	斗榫疗法	用手法整复关节脱臼的治疗手法
04.47	Mix ser tor tor ongx longr tax zenx nier xif	色托翁龙打诊聂细	五术一体	集刀法、针法、火法、药法、水法五种治法为一体的治疗方法统称
04.48	Mier pov zenx nier xif	摸也坡诊业拉细	放血疗法	用"瓦针"或其他锋利的刀尖或针尖刺破人体的特定穴位处或体表小血管，放出少许血液，以治疗疾病的方法
04.49	Ef lax pux nier xif	二拉卜聂西	藤带疗法	用鲜药的藤、茎、树皮纤维制作成腰带、手链、头箍等药带状的药材，佩戴于特定部位的一种治疗方法
04.50	Ser mief miex xix	色灭捏西	吹药疗法	用具有管状的植物茎或其他管状实物制作的药用管，将药物吹敷到患处的治疗方法
04.51	Pax Qier ngax nier xif	苑切额阿聂西	藿麻草拍打疗法	用鲜藿麻草直接拍打患处的一种外治方法

05 土家药学

序号	土家族文字	汉语注音	名词	解释
05.01	Bif zix ser	毕兹色	土家药	在土家医理论指导下应用的药物，包括土家药药材、土家药饮片和土家药成药
05.02	Weif daox yer longf	味道叶龙	八味	苦、麻、辣、涩、酸、甜、咸、淡等8种土家药味
05.03	Xinf zix suanx dex niex ser	性子爽爹捏色	平性药	寒热温凉界限不明显，药性平和，作用较平缓，具有调养肚肠、益气生津等功能的药性
05.04	Saf geix ser	核格欨色	热性药	以能减轻或消除寒证为主要功效的药性
05.05	Wuf dif qix ser	务气起色	冷性药	以清热除蒸为主要功效的药性
05.06	Ar pix pix ser	阿匹匹色	酸味	能收、能涩的药味
05.07	Keif zif zix ser	克欶致子色	苦味	能燥、能泄、能坚的药味
05.08	Sux par pax ser	书爬趴色	涩味	能收敛、能涩止、能收托的药味
05.09	Danf piex piex ser	淡撇撇色	淡味	能渗、能利的药味
05.10	Ongf jix jix ser	翁几几色	甘味	能补、能缓、能和的药味
05.11	Zef six ser	这是色	辣味	能发散、能赶气、能行血的药味
05.12	Hanr weif ser	咸味色	咸味	能下、能软的药味
05.13	Mar weif ser	麻味色	麻味	能赶寒、能止痛、能赶风的药味
05.14	Ongf dix congf ser	翁起冲色	辛味	能散、能行、能润的药味
05.15	Nongf jix jix ser	翁几几色	甜味	能补养、能和中缓急的药味
05.16	Mix jiex ser	米姐色	赶火药	以清泄体内热毒，治疗里热病证为主要功效的药物
05.17	Due har naf ser	毒哈那色	败毒药	以清除体内火毒为主要功效的药物
05.18	Wor tar jiex ser	恶踏姐色	表药	以赶热赶风、表散外邪为主要功效的药物
05.19	Longx tax ser	聋他色	止咯药	以制止或减轻咳吼、祛除痰证或消化痰积为主要功效的药物
05.20	Ref sux jiex ser	热书姐色	赶风药	以驱除筋骨、骨肉之间风寒湿邪为主要功效，治疗风气病的药物
05.21	Yer xiaox ser	叶消色	消食药	以消积导滞，促进消化为主要功效的药物

续表

序号	土家族文字	汉语注音	名词	解释
05.22	Cer xiaox ser	泽消色	消水药	以通利小便、渗出水液为主要功效，治疗水液内停病证的药物
05.23	Har dif zenx nier ser	哈地诊业色	打伤药	以治疗各种暴力所致伤痛为主要功效的药物
05.24	Tiex pair har ser	铁迫哈色	打虫药	以赶除或杀死各种虫毒为主要功效的药物
05.25	Wox gax tor ser	窝嘎夺色	蛇药	以赶火败毒、消肿止痛为主要功效，能治疗毒蛇咬伤的药物
05.26	Mix geir ser	米格欤色	火疤药	以赶火败毒、敛疮生肌为主要功效，能治疗烧伤、烫伤的药物
05.27	Wuf dif qix jiex ser	务气起姐色	赶寒药	以温散里寒、消除三元脏器寒毒为主要功效的药物
05.28	Lox kuaix ser	傈块色	喜药	以促进生育为主要功效，治疗不孕症的药物
05.29	Lox kuaix tax ser	傈块他色	隔喜药	以避孕、绝经或孕妇溜胎为主要功效的药物
05.30	Sif six jiex ser	是思姐色	赶气药	以疏通气道、消除胀满为主要功效的药物
05.31	Puf ser	甫色	补药	以补养身体、扶助虚弱、强身祛病为主要功效的药物
05.32	Mef dif tongx ser	脉气通色	通经药	以行气活血、疏通经脉为主要功效的药物
05.33	Miex hof ser	灭尔活色	活血药	以通畅血行、消散瘀血为主要功效的药物
05.34	Miex zix ser	灭尔止色	止血药	以制止人体内外各种出血为主要功效的药物
05.35	Sux par pax ser	苏爬趴色	固涩药	以收敛固涩为主要功效的药物
05.36	Dif tax ser	地他色	止痛药	以制止疼痛为主要功效，治疗各种疼痛病证的药物
05.37	Ax bax ser	阿巴色	公药	将性热、味苦、辣、麻、有毒性的药物统称"公药"
05.38	Lox huor hueix ser	傈合灰色	温药	以发散表寒、温和中元、温通气血为主要功效的药物
05.39	Nir gar ser	尼嘎色	母药	将性平、味甜、淡、酸、咸、无毒的药物统称"母药"
05.40	Ser rix	色日	炮制	根据土家药理论，按照医疗、调剂、制剂、贮藏等不同要求及药材自身的性质，将药材加工成饮片所采取的一系列传统制药技术
05.41	Taf rix niex xix	獭日聂西	煨制法	将湿面粉或湿草纸或大树叶包裹药物，置于热火灰中，煨至包裹材料焦黑为度的炮制方法

序号	土家族文字	汉语注音	名词	解释
05.42	Cer rax niex xix	泽日阿聂西	水飞法	根据药物在水中沉降的性质，取其极细粉末的炮制方法
05.43	Tor tor suox nier xix	托托梭日聂西	切制法	用手工切铡等方法，将药物切成一定规格的炮制方法
05.44	Guax cer qinf niex xix	古泽侵日聂西	汗渍法	将某种药物长时间地紧贴皮肤固定，使人体汗液自然渗透入药材的一种炮制方法
05.45	Mix taf rix niex xix	米他日聂西	烤制法	将某种药物放置于火上烤干的炮制方法
05.46	Tix kux guanf rix niex xix	梯枯官日聂西	腌制法	将药物放入罐或缸中，缸和罐口密封的炮制方法
05.47	Suox cer har rix niex xix	所泽哈日聂西	露制法	冬春时，将物置于室外，利用露水浸制的炮制方法
05.48	Lix tie bongr rix	里提崩日聂西	埋制法	将药物埋入地下或沙石内的药物炮制方法
05.49	Mix kux ax gar nier xif	米枯阿嘎聂西	焙干法	将药物放在置于火上的瓦片上，通过加热，使药物干燥的炮制方法

06 土家医方剂学

序号	土家族文字	汉语注音	名词	解释
06.01	Huanx zix	方子	方子	在识病辨证的基础上，依据确立的治法，适当的药物配伍所组合而成的方剂
06.02	Zux ser	主色	主药	对疾病起主导治疗作用，方子中不可缺少的药物
06.03	Dax xix ser	打西色	帮药	帮助主药治疗主要疾病的辅助药物或兼治药物
06.04	Dax kef ser	打可色	克药	克制方中药物"过火"的药物
06.05	Lax cox ser	拉搓色	引子药	能引导药物直达病变部位的药物
06.06	Huanx zix cix pux	方子此普	方剂学	研究治法与方剂配伍规律及其临床运用的学科
06.07	Danx sux huanx zix	单邮方子	奇方	单数药物组成的方子
06.08	Taor nier ser	调聂色	调和药	使方子中药物不同的药物趋于协同作用的使药
06.09	Ser lax yer huanx zix	色拉叶方子	单方	单独用某一种土家药治病的方子
06.10	Bux nier huanx zix	补聂方子	补剂	具有补益作用的方子
06.11	Tongx niex huanx zix	通捏方子	通剂	具有通利作用的方子
06.12	Bor nier huanx zix	剥聂方子	泄剂	具有泻下、降泻作用的方子
06.13	Sux par pax huanx zix	苏爬趴方子	涩剂	具有固涩作用的方子
06.14	Kax biex liex huanx zix	卡别列方子	湿剂	具有润燥作用的方子
06.15	Miex hof huanx zix	灭尔活方子	活血剂	以活血化瘀药为主配伍组成，治疗瘀血证的方子
06.16	Sif six lax erf huanx zix	是思拉欸方子	行气剂	以调理气机药为主配伍组成，治疗气机郁滞的方子
06.17	Sif six af tux huanx zix	是思阿土方子	理气剂	以理气药为主配伍组成，具有行气或降气作用，治疗气滞或气逆证方子的统称
06.18	Wuf qif qix dongr gaf tongf huanx zix	务气起咚嘎痛方子	凉开剂	以清热开窍药为主配伍组成，治疗温热病、神志昏迷证的开窍方子
06.19	Ax gar xinf zix ganx huanx zix	阿嘎性子干方子	燥剂	具有燥性的方子

07 各科疾病

序号	土家族文字	汉语注音	名词	解释
07.01	Sav dir liaor zenf	沙夺辽症	着凉症	由外邪侵入人体而引起的鼻塞、流涕、喷嚏、咽痒或痛、咳嗽、恶寒发热、头痛、肢体酸楚为主要临床特征的疾病
07.02	Wanr gax lax zenf	王嘎拉症	黄疸症	由湿热之邪侵入人体而引起的目黄、肤黄、尿黄为主要表现，伴恶寒发热、厌油纳呆、恶心呕吐、乏力神疲等临床特征的疾病
07.03	Banf bianx seftnx	半边社土	半边风	指突然昏倒、半身不遂、麻木、舌强言謇为主要临床特征的疾病
07.04	Laor jier liaor zenf	劳杰疗症	跳山症	指在炎热或高温环境下劳作，引起心胸烦闷、汗出口干、头晕眼花、呼吸急促、恶心呕吐、乏力为主要特征的急性病证
07.05	Serg ar jier	色嘎结	大关门	由气阴不足，或燥热结内，便结于肠，粪便干结坚硬，难排体外为特征的疾病
07.06	Rux sax	汝洒	眩晕	指以头晕眼花、视物旋转，伴恶心呕吐、汗出面色苍白为特征的疾病
07.07	Xiev ov lix kox lox Qivlier zenf	写窝里科保起例症	铁蛇钻心症	指寄生于肠道的蛔虫钻入胆道，以钻心样腹痛、呕吐"苦水"、腹如铁板为特征的疾病
07.08	Mianx jiex kuax	兔姐垮	血崩山	指女人经血如注、量大，犹如山崩之势为特征的疾病，又称"月事血崩山病"
07.09	Kax Qiex qiex biev	卡茄茄别	吊茄子	指妇女养儿肠（子宫）露出阴道口，轻者可自行收回，重者不能自行回收，引起腰痛、下腹胀痛，久则溃烂流黄水为特征的疾病
07.10	Ex sex binf	尔舌病	邋遢病	指妇人阴道分泌物增多，或颜色、质、气味异常改变而出现的白带多、色黄、臭、阴痒、小腹痛为特征的疾病
07.11	Ex hur	尔胡	猴儿疱	指小儿以发热、耳下腮部肿痛为特征的急性疫疾
07.12	Box lir der zoer taix	波立得走胎	小儿走胎	指小儿喂养不当，乳食不节而引起的以面黄肌瘦、肤色无光泽、毛发稀疏、青筋暴露、腹胀如鼓或清瘦腹凹如舟、体倦乏力、食欲差、心烦口渴、大便不调、尿清长或如米泔样为特征的疾病

序号	土家族文字	汉语注音	名词	解释
07.13	Mar max zuf	麻妈住	出麸子	指小儿感受疫毒而引起的以发热咳嗽、泪水汪汪、口内颊长"麸子"及周身引起红"麸子"为特征的急性疾病
07.14	Longx zuf liex wangr gax lax	扰住咧王嘎拉	胎黄	指胎儿时期感受湿热之邪，或瘀热内阻，出生后以全身皮肤、眼巩膜发黄为主要特征的疾病
07.15	Lof ser tir	糯色提	火眼	指疫邪之毒气外侵，以白睛而红赤，或有血点眼胞红肿、畏光流泪，有沙涩感、灼痛为特征的急性传染性眼病
07.16	Rar lof bux	日阿糯补	鸡目眼	指营养不良引起的以黄昏时视物不清为特征的眼病
07.17	Longx sox zir	聋所直	灌蚕耳	指热毒侵耳、血腐化脓的以耳膜穿洞、耳内流脓为特征的耳病
07.18	Six six miv geir	思思米格欸	火牙症	指风火之邪引起的以牙痛、遇热加重、得冷则减轻，及牙龈红肿或牙周出血为特征的牙病
07.19	Wox gax duor liaor	窝嘎夺辽	毒蛇咬伤	指毒蛇咬后，蛇毒侵入人体引起的急性疾病
07.20	Lux gax kor	鲁嘎嘎	断骨	指骨和软组织的完整性或连续性遭到部分或全部破坏，以局部疼痛、肿胀、运动功能障碍为特征的疾病
07.21	Wangr gax lax cer dief gax	王嘎拉泽汽也嘎	黄水疮	指皮肤出现以红色丘疹、丘疱疹或水疱、瘙痒融合成片状、抓破后出黄水或清水为特征的瘙痒性渗出性皮肤病
07.22	Ax yer kox bax tix	阿叶科巴剃	鬼剃头	指头皮部以毛发突然发生斑片状脱落为特征的疾病
07.23	Qix panr	起盘	风团	指突然发作，以皮肤出现大小不一、形状不一的水肿性斑块、周围境界清楚、皮肤瘙痒、风团时起时落、发无定处为特征的疾病
07.24	Ganx ger loaf qief gax	干格闹汽也嘎	闹疮	指以手指缝、手腕、肚脐周围、腹股沟、股部等处皮肤发生小水疱，夜间奇痒为特征的一种急性皮肤疾病
07.25	Mer puf lax dief gax	没朴那切嘎	腰带疮	指以皮肤出现成簇水疱，并沿身体一侧呈带状分布，排列如蛇行，剧烈疼痛为特征的皮肤病
07.26	Qif raf xix Qief gax	气日阿西汽也嘎	漆疮	指接触生漆后引起的一种以皮肤丘疹、瘙痒难忍为特征的急性病症
07.27	Ser per longx zenx	色迫聋症	烂胃症	指慢性病程，周期性发作的节律性中上腹疼痛，以恶心、厌食、反酸、纳差、腹胀为特征的疾病

序号	土家族文字	汉语注音	名词	解释
07.28	Pef tix kex dif	拍体克地	肩膀痛	指以肩膀周围疼痛、肩膀骨节活动障碍为主要特征的疾病
07.29	Lux gax cuanx dif	鲁嘎穿地	钻骨风证	指肢体以榫头疼痛、痛无定处、关节屈伸不利为特征的疾病
07.30	Lux gax af congx dif	鲁嘎阿冲地	骨节风症	指肢体以榫头疼痛，尤以膝、踝、腕、肘部榫头多见为特征的疾病
07.31	Cer ax laox	泽阿劳	饿水劳	指以多饮、多食、多尿及原因不明的体重减轻为特征的疾病
07.32	Ref sux kax biex liex zenx	热书卡别列证	风痹证	由风寒湿热之邪侵袭人体或风寒湿邪郁久化热，留滞榫头，痹阻筋脉，致气血失运或不畅，以致全身大榫头发生以疼痛、酸楚、麻木、屈伸不利为主要特征的疾病
07.33	Lax gax hur bor dif	鲁嘎胡剥地	肿痛风证	肢体榫头疼痛，局部红肿、发热，波及1个或多个榫头
07.34	Lux gax pir dif	鲁嘎皮地	破骨风证	肢体榫头疼痛，屈伸不利，痛有定处，局部红肿，活动不便
07.35	Kong xaix dif	空底地	颈根痛	多因睡眠姿势不良或外感风寒之邪所致的以颈根疼痛、酸胀、活动受限为特征的疾病
07.36	Kox bax dif zenf	科巴地证	头风证	由风寒邪气侵入人体"科巴"（头）所致筋脉不通，以头痛为特征的疾病
07.37	Zaf Gix jiux zenf	炸起纠证	歪嘴风	由风寒邪气侵入脸庞，所致筋脉阻滞不畅，出现以嘴角歪向一侧，另一侧突感松弛、麻木为特征的疾病
07.38	Mef tax cer miv zenf	米嘿他泽证	雷火证	由温热火毒邪气入体所致以高热、头剧痛、皮肤紫乌、昏迷、颤抖为特征的疾病
07.39	Miv dor zenf	米夺证	火烧证	由火毒邪入体，引起以身热恶寒及局部疼痛、红肿、破溃流脓为特征的疾病

土家医常见病诊疗指南
T/CMAM T20—27—2019

目　次

前　　言

　　《土家医常见病诊疗指南》（以下简称《指南》），分为热书卡别列证（风湿性关节炎）、泽阿劳（糖尿病）、色迫聋证（消化性溃疡）、波立得走胎（蛋白质－能量营养不良）、拍体克地（肩周炎）、没朴拉地嘎（带状疱疹）、窝嘎夺辽（毒蛇咬伤）、杆骨八提鲁嘎壳（桡骨远端骨折）8 个部分。

　　本《指南》由中国民族医药学会提出并发布。

　　本《指南》由国家中医药标准化委员会归口。

　　本《指南》主要起草单位：湘西土家族苗族自治州民族中医院（湖南省民族中医医院）、永顺县中医院、龙山县水电民族骨伤科医院、湖南省土家医药研究中心、重庆市黔江区中医院、湖北民族学院医学院。

　　本《指南》主要起草人：谭晓文、田华咏、李萍。

　　以下按疾病诊疗指南起草人排名：热书卡别列证（风湿性关节炎）：杨新、毛生荣、吴献。泽阿劳（糖尿病）：杨德良、李媛媛。色迫聋证（消化性溃疡）：彭治香、余敏、周明文、周正清。波立得走胎（蛋白质－能量营养不良）：刘西平、彭昌、黎辉军、郭炜、娄新照、吴成平、侯启年、袁德培、高陆地、田柏贵。拍体克地（肩周炎）：王小军、陈凌帆、王鹏、赵向平。没朴拉地嘎（带状疱疹）：田刚、孙转兰。窝嘎夺辽（毒蛇咬伤）：杨湘跃、钟海、田仁武。杆骨八提鲁嘎壳（桡骨远端骨折）：刘成刚、董维、唐宏松、麻剑宇。

引　言

　　《土家医常见病诊疗指南》（以下简称《指南》），编写的目的在于规范土家医对常见病的诊疗与技术操作流程，为临床医师提供热书卡别列证（风湿性关节炎）、泽阿劳（糖尿病）、色迫聋证（消化性溃疡）、波立得走胎（蛋白质－能量营养不良）、拍体克地（肩周炎）、没朴拉地嘎（带状疱疹）、窝嘎夺辽（毒蛇咬伤）、杆骨八提鲁嘎壳（桡骨远端骨折）等疾病的土家医标准化诊疗技术与方法，规范其临床诊疗行为，从而提高土家医对常见病的诊疗水平。本《指南》体现土家医的辨证分型及其证候特征，简明实用，可操作性强，符合医疗法规和法律要求，具有指导性、普遍性和可参照性，适用于土家医医疗、教学、科研和相关管理人员，可作为临床实践、诊疗规范和质量控制的主要参考文献。

　　本《指南》是中国民族医药学会2016年立项的民族医药标准化项目之一。2016年启动，按照国家中医药管理局中医药标准化项目"临床技术操作规范与病证诊疗指南"要求，组成专家委员会制订了"热书卡别列证等8种土家医常见病种的诊断标准、疗效评价标准和诊疗指南"。在制定土家医常见病疗效评价标准及诊疗指南时，以突出土家医辨证论治特色为重点，开展土家医药文献整理研究，收集整理土家医药古籍文献（含口述资料）和土家医药现代文献中关于"热书卡别列证"等8种土家医优势病种的学术思想、病因病机、诊断、证候论述、药物治疗、非药物疗法、特色服侍技术（护理），为建立热书卡别列证等8种土家医优势病种的土家医标准诊疗方案提供文献依据。同时采用临床流行病学方法，回顾临床既往诊疗的与本次研究相关疾病医疗文献进行研究整理、对比分析与提高，为建立热书卡别列证等8种土家医优势病种的土家医标准诊疗方案提供临床依据。在土家医药文献与临床经验基础上，组织专家起草土家医热书卡别列证等8种病证的疗效评价标准。在此基础上，组织了以土家医药标准研究推广基地、中国民族医药学会土家医药分会标准化技术委员会、中国民族医药学会标准化委员会（土家医药委员）等专家的多轮论证，拟定了基于方证对应原则为基础的热书卡别列证等8种土家医优势病种的土家医诊疗方案。2017年11月，组织中国民族医药学会标准化技术委员会中土家医药委员（专家）对这8种优势病种的土家医诊断标准、疗效评价标准和诊疗指南进行评审。2017年12月6日，土家医药标准化研究推广基地召开土家医药技术标准、技术规范、技术指南论证会，对土家医药技术标准、技术指南、技术规范进行论证，在综合专家建议的基础上对《指南》进行了修改，形成了送审稿，于2017年12月8日报中国民族医药学会。

　　本《指南》得到国家中医药管理局、湖南省中医药管理局、中国民族医药学会、湘西土家族苗族自治州卫生健康委员会领导的高度重视与支持，相关专家提出了宝贵意见与建议，在此一并表示感谢。

T/CMAM T20—2019 热书卡别列证
（风湿性关节炎）诊疗指南

1 范围

本《指南》规定了热书卡别列证（风湿性关节炎）的诊断、辨证和治疗。

本《指南》适用于热书卡别列证（风湿性关节炎）的诊断和治疗。

2 规范性引用文件

下列文件中的条款通过本《指南》的引用而成为本《指南》的条款。凡是注明日期的引用文件，其随后的修改本均不适用于本部分。然而，鼓励根据本《指南》达成协议的各方进行研究并适时采用这些文件的最新版本。凡是不注明日期的引用文件，其公开发布的最新版本适用于本部分。

《风湿热诊断和治疗指南》（中华医学会风湿病学分会，中华风湿病学杂志，2010）。

《中医内科常见病诊疗指南》（中华中医药学会，中国中医药出版社，2008）。

3 术语和定义

下列术语和定义适用于本《指南》。

中文名称：风痹病（风湿性关节炎）。

英文名称：arthralgia。

土家语名称：热书卡别列证（Ref sux kax biex liex zenx）。

热书卡别列证是由风寒湿热之邪侵袭人体或风寒湿邪郁久化热，留滞关节，痹阻经络，而致气血运行不畅，以全身大关节发生疼痛、酸楚、麻木、重着、屈伸不利为主要临床表现的病症。病程日久，可损及脏腑，耗伤气血而致肝肾亏虚，或内舍于心，发生心痹。本病症相当于西医的风湿性关节炎。

4 临床表现

临床以四肢大关节走窜疼痛为主，伴有重着、酸楚、麻木、屈伸不利，病情易反复，多因气候变冷或阴雨天复发或加重。部分患者可见恶寒、发热、多汗、环形红斑、皮下结节。病程日久者，可内舍于心，症见心悸、气短，动则尤甚。初期多见舌苔薄白，脉浮或弦；中期可见薄黄或黄燥苔，脉滑数；久病可见舌淡，脉虚数或结代。

5 诊断要点

5.1 病史

发病前多有咽痛乳娥史，或涉水淋雨、久居湿地。

5.2 临床表现

符合上述临床表现。

5.3 辅助检查

ESR、CRP、ASO 等炎症反应指标升高。咽拭子细菌培养，链球菌可见阳性。

6 鉴别诊断

本病以关节疼痛为主要临床表现，需与类风湿性关节炎、骨性关节炎、痛风性关节炎等鉴别。

7 治疗方案及原则

7.1 辨证论治

7.1.1 钻骨风证（鲁嘎穿地 Lux gax cuanx dif）

主症：肢体关节疼痛，痛有定处，疼痛较剧，关节屈伸不利。舌淡红，苔薄白，脉弦。

次症：得热痛缓，遇寒明显加重，皮色不红，触之不热。

治法：温散寒邪，赶风祛湿。

方药：马蹄香 5g，三百棒 15g，舒筋草 15g，遥竹消 12g，岩五加 10g，满山香 10g，铁脚七 12g，油麻藤 30g，香血藤 30g，粮酒 3 两。

用法：以酒将药润透，加水文火煎服，每日 1 剂，分 2 次内服。

7.1.2 肿痛风证（鲁嘎胡剥地 Lux gax hur bor dif）

主症：关节游走疼痛，局部发热红肿，可涉及多个关节。舌红，苔黄，脉浮数。

次症：得冷则痛减；或伴发热，恶风，口渴，烦躁不安。

治法：祛风散热，活血止痛。

方药：络石藤 12g，鸳鸯藤 30g，桑树枝 30g，穿破石 15g，小荆芥 10g，钩藤根 30g，鸡血藤 15g，红老鸦酸 15g。

用法：水煎，每日 1 剂，分 2 次内服。

7.1.3 破骨风证（鲁嘎皮地 Lux gax pir dif）

主症：肢体关节疼痛，屈伸不利，痛有定处，局部红肿，活动不便。舌淡红，苔白腻，脉滑。

次症：肌肤麻木不仁，纳差，便溏，神疲体倦。

治法：赶湿利水，祛风散寒。

方药：白头婆 15g，岩川芎 10g，海风藤 12g，拐子药 10g，蓑衣藤 10g，大叶花椒根 12g，七叶莲 10g，八棱麻 30g。

用法：水煎，每日 1 剂，分 2 次内服。

7.2 其他治疗

7.2.1 敷贴疗法

方药 1：牛克膝 10g，苍术 10g，羌活 10g，岩防风 10g。用法：上药研为细末，用猪油调匀后外敷疼痛部位。

方药 2：白麻苋 15g，四两麻 5g，透身汗 10g，马蹄香 5g，高粱七 15g，陈皮 10g，大猪母娘藤 5g，鸟不踏 10g，见肿消 5g，水菖蒲 10g，牛萝卜 10g，酒适量。用法：上药共捣烂包于关节疼痛部位。

7.2.2 烧艾疗法

操作方法：将麝香、冰片、樟脑、雄黄、滚山珠片共研成细末，与制作好的艾绒拌匀，即成药艾。选择关节疼痛处一到数个穴位，将艾绒揉成合适大小，置于其上，以火燃艾尖端，边烧边吹，待艾绒将烧尽时，拇指指腹迅速抹少许水压在烧尽的艾团上。

注意事项：烧艾时患者体位宜舒适，防止烧伤皮肤。烧艾后有瘙痒感，不宜抓挠，起疱处一般一周左右可以自行恢复。面部及大筋脉处不宜烧艾。本法适用于钻骨风证、破骨风证。

7.2.3 雷火神针疗法

主要药物：滚山珠、麝香、活节草、巴岩香、满山香、冰片。

制作方法：由操作杆、银制针、药包组成，外形椭圆。操作杆长 20cm，分针座和手柄两部分，特制的银针装在针座上，药包外层为青棉布，中央为药粉和艾绒，针在药包中央，针尖与药包外层平齐，药包固定在针座上。

操作方法：在治疗部位用 75% 酒精消毒，铺棉布治疗单。神针在桐油锅内加温到 100℃，取出冷却至 40 ～ 50℃，开始针刺，刺一遍皮内，捶打十遍，反复 7 次，5 ～ 10 分钟。取治疗单，擦去皮肤上桐油。

治疗疗程：每天 1 次，7 天为 1 个疗程。

注意事项：本法适用于钻骨风证、破骨风证。治疗前仔细检查针具，针与药锤是否固定紧，针尖不能外露在药锤表面，药锤是否包扎紧，松弛后热油滴在皮上易灼伤皮肤。

7.2.4 泡脚疗法

方药：四两麻 50g，威灵仙 50g，三匹风 30g，老姜 30g，艾蒿叶 10g。

用法：水煎外用，药液兑 40 ～ 45℃温水 3000mL，泡脚 20 ～ 25 分钟，每日 1 次。

注意事项：严格掌握适应证，本法适用于钻骨风证、破骨风证。

7.2.5 酒火疗法

药酒配制：选用皮子药、地雷、半截烂、赶山鞭、铁灯台、九牛造、大血藤，用 50° 以上的白酒浸泡 10 ～ 20 天。

酒火锤制作：用长约 30cm 长的木棒，一端用药棉或医用纱布包裹，外用细铁丝捆紧，以不脱落为宜。

操作方法：先将药酒盛入碗内，用火点燃。将治疗锤放入酒火碗中，锤体纱布着火后迅速拿起，反复捶打患处，药酒之火熄灭后再次放入酒碗中取火，反复 10 次，酒火锤叩打完毕后，医生实施按摩手法治疗。

注意事项：本法适用于钻骨风证、破骨风证。治疗中要防止酒火灼伤皮肤，叩打患处时用力要均匀。

T/CMAM T21—2019 泽阿劳
（糖尿病）诊疗指南

1 范围

本《指南》规定了泽阿劳（糖尿病）的诊断、辨证和治疗。

本《指南》适用于泽阿劳（糖尿病）的诊断和治疗。

2 规范性引用文件

下列文件中的条款通过本《指南》的引用而成为本《指南》的条款。凡是注明日期的引用文件，其随后的修改单均不适用于本部分。然而，鼓励根据本《指南》达成协议的各方进行研究并适时采用这些文件的最新版本。凡是不注明日期的应用文件，其公开发布的最新版本适用于本部分。

《糖尿病中医防治指南》（中华中医药学会，中国中医药现代远程教育，2011）。

3 术语和定义

下列术语和定义适用于本《指南》。

汉文名称：饿水劳（糖尿病）。

英文名称：diabetes。

土家语名称：泽阿劳（Cer ax laor）。

泽阿劳多与先天体质缺陷、外界毒气侵扰、后天劳累损伤及饮食不节、摄生不足的因素相关。先天下元腰子真精不足，引发中元肝迭贻和肚子真精源泉匮乏，则脏腑真火易浮越失制，而气机虚性亢盛；复因劳累损伤，脏腑真精化生不足，或饮食不节，引起痰浊内生，阻遏经脉髓窍，精气真火运行不畅，下元腰子受纳脏腑精气，化生精气充填。真元不足，腰子内真火益见衰减，引起下元气化不足，尿胯开阖失常，而见多尿；真精真火涵制失和，则虚火上越，导致中元精亏火旺，多食善饥；真精不足，虚火亢盛，则转横升散失制，动多于静，水谷精华难以濡养形体，直趋而下，故见消瘦。病程日久，三元精气耗损，五脏气机疲惫，伤及下元腰子，精火两亏，湿浊不能以尿胯而泄，变生毒气而生他症。本病相当于西医糖尿病等疾病。

4 临床表现

以多饮、多食、多尿及原因不明之体重减轻为主要临床表现；也有多饮、多食、多尿症状不明显，而以皮疹瘙痒、眼疾、眩晕、肺痨、胸痹心痛、水肿、疮痈等为主要表现者。

5 诊断要点

5.1 病史及临床表现

诊断标准	静脉血浆葡萄糖水平
（1）典型症状（多饮、多食、多尿、体重下降）加上随机血糖检测	≥ 11.1mmol/L
或	
（2）空腹血糖（FPG）	≥ 7.0mmol/L
或	
（3）葡萄糖负荷后 2 小时血糖	≥ 11.1mmol/L
无糖尿病症状者，需改日重复检测	

5.2 **血液检查** 血糖（诊断必须静脉采血，监测可用指血检测毛细血管血糖）；OGTT；糖化血红蛋白；糖化血清蛋白；C–肽释放试验；胰岛素释放试验；糖尿病自身抗体；血脂。

5.3 **尿液检查** 尿糖；尿酮；尿蛋白。

5.4 **人体测量学** 体重指数；腰围与腰臀围比率。

5.5 **其他** 血酮体；电解质；血气分析；血尿渗透压。

6 鉴别诊断

本病需与甲状腺功能亢进、尿崩症、口渴症鉴别。

7 治疗方案及原则

7.1 辨证论治

7.1.1 热盛津伤证（格欤列策普尺证 Geir lev cer puv cir zenf）

主症：口干咽燥，渴喜冷饮，易饥多食，尿频量多，身体渐瘦。舌干红，苔黄燥或苔少，脉滑数或弦细或细数。

次症：心烦易怒，溲赤便秘。

治法：清热生津止渴。

方药：芭蕉根 15g，冬枯根 25g，绿水子 30g，果上叶 30g，鸳鸯花叶 15g，大青叶 10g，苦瓜莲 10g，阿婆针 30g。

用法：水煎，每日 1 剂，分 3 次内服。

7.1.2 痰（湿）热互结证（垄色聂杉格欤阿扶证 Longv ser ner saf geiv av huv zenf）

主症：形体肥胖，腹部胀大，口干口渴，喜冷饮，饮水量多，脘腹胀满，易饥多食。舌质淡红，苔黄腻，脉弦滑。

次症：心烦口苦，大便干结，小便色黄。

治法：清热化痰。

方药：石膏祛湿汤加减。半夏 12g，川连 6g，橘子皮 6g，石膏（先煎）30g，竹根七 10g，厚朴 6g，回头青 12g，四方刀 30g。

用法：水煎，每日 1 剂，分 3 次内服。

7.1.3 气阴两虚证（四司阴捏他司证 Sif siv yenv nev taf siv zenf）

主症：咽干口燥，口渴多饮，神疲乏力，气短懒言，形体消瘦。舌红少津，苔薄白或少苔，脉弦细数或沉细。

次症：腰膝酸软，自汗盗汗，五心烦热，心悸失眠，或纳差腹胀，大便溏薄。

治法：益气养阴。

方药：补虚理劳汤加减。黄鳝七 10g，儿多母苦 15g，四叶参 18g，绿水子 30g，竹叶黄 20g，冬枯草 15g，龙杯七 10g，七叶参 20g。

用法：水煎，每日 1 剂，分 3 次内服。

7.1.4 肝肾阴虚证（安厄阿腰子阴他司证 Anv ngav yaov ziv yenv taf siv zenf）

主症：小便频数，浑浊如膏，口干咽燥，形体消瘦。舌红，舌干瘦，少苔或苔薄白，脉细或细数。

次症：视物模糊，腰膝酸软，眩晕耳鸣，五心烦热，低热颧红，多梦遗精，皮肤干燥，雀目，或蚊蝇飞舞或失明，皮肤瘙痒。

治法：滋补肝肾。

方药：养阴七味汤加减。大构树果 12g，竹叶莲 15g，毛薯子 30g，百节藕 20g，枞茯苓 12g，泽下 10g，牡丹皮 10g。

用法：水煎，每日 1 剂，分 3 次内服。

7.1.5 阴阳两虚证（阴阳捏他司证 Yenv yanr nev taf siv zenf）

主症：小便频数，浑浊如脂如膏，甚至饮一溲一，五心烦热，口干咽燥，神疲，耳轮干枯，面色黧黑。舌质淡，苔白而干，脉沉细无力。

次症：腰膝酸软无力，畏寒肢凉，四肢欠温，阳痿，下肢浮肿，甚则全身昏肿。

治法：滋阴温阳益肾。

方药：补腰养精汤加减。一点白 15g，肉桂 3g，大构树果 15g，菊花 10g，竹叶莲 10g，毛薯子 30g，百节藕 20g，枞茯苓 12g，泽下 10g，牡丹皮 10g，单飞燕 20g。

用法：水煎，每日 1 剂，分 3 次内服。

视物模糊，加三两金 6g，千里明 6g，菊花 10g，鸡公苋 15g。跑马症，加狗尿泡 30g，五倍子 10g。

7.2 其他治疗

7.2.1 瘙痒病

取甜美穴，外用新鲜之水（千里光 10g，夜合草 15g，山木通 10g），外敷患处，每日 1 次。

7.2.2 胃肠道植物功能紊乱

配药法：选用赶气、赶食药及补土脏三类药物（青木香 20g，后护 15g，香附子 6g，四方消 10g，隔三消 6g，竹荪七 10g，土党参 10g）相合研粉，以布袋配上腹部。

7.2.3 周围神经病变

泡脚疗法：以虎藤 1 号方（收山虎 15g，山鸡血藤 15g，络石藤 15g，海风藤 15g，威灵仙 10g，血糊藤 10g，一点血 12g，赶山鞭 12g，三百棒 10g，乌金草 10g，散血莲 10g，四方消 10g）土家药足浴熏洗治疗，每日 1 次。

7.2.4 皮肤溃疡不愈者

选药浴：取祛腐生肌之药（天茄子 15g，田边菊 10g，通天大黄 8g，五爪龙 12g）浴之。

T/CMAM T22—2019 色迫聋证
（消化性溃疡）诊疗指南

1 范围

本《指南》规定了色迫聋证（消化性溃疡）的诊断、辨证和治疗。

本《指南》适用于色迫聋证（消化性溃疡）的诊断和治疗。

2 规范性引用文件

下列文件中的条款通过本《指南》的引用而成为本《指南》的条款。凡是注明日期的引用文件，其随后的修改单均不适用于本部分。然而，鼓励根据本《指南》达成协议的各方进行研究并适时采用这些文件的最新版本。凡是不注明日期的引用文件，其公开发布的最新版本适用于本部分。

《中华人民共和国中医院行业标准》《中医病症诊断治疗标准——中医脾胃科病症诊断疗效标准》，（国家中医药管理局，中国中医药出版社，2012）。

《土家医病症诊疗规范》（中医古籍出版社，2014）。

《临床诊疗指南——消化系统疾病分册》（中华医学会，人民卫生出版社，2009）。

3 术语和定义

下列术语和定义适用于本《指南》。

中文名称：烂胃病（消化性溃疡）。

英文名称：Ulcerative Colitis，UC。

土家语名称：色迫聋证（Ser per longx zenx）。

4 临床表现

4.1 疼痛部位：十二指肠溃疡在上腹部或偏右，胃溃疡在上腹部偏左。

4.2 疼痛性质及时间：空腹痛、灼痛、胀痛、隐痛。十二指肠溃疡有空腹痛、夜间痛，进食可缓解。胃溃疡饭后半小时后痛，至下餐前缓解。

4.3 具有周期性和节律性，每年春秋季变化时发病。

4.4 诱因：饮食不当或精神紧张等。

4.5 其他症状：可伴有反酸、烧心、嗳气等消化不良症状。极少数患者无症状。

4.6 体征：上腹部压痛，幽门梗阻时可见胃型及胃蠕动波，溃疡穿孔时可有局限性或弥漫性腹膜炎体征。特殊类型的溃疡：包括幽门管溃疡、球后溃疡等，往往缺乏疼痛的节律性。

5 诊断要点

5.1 病史及临床表现

5.2 辅助检查

5.2.1 电子胃镜检查：内镜下分期表现为活动期（A1、A2）、愈合期（H1、H2）和瘢痕期（S1、S2）。

5.2.2 X线钡餐检查：气钡双重对比可以显示X线的直接征象（具有诊断意义的龛影）和间接征象（对诊断有参考价值的局部痉挛、激惹及十二指肠球部变形）。

5.2.3 幽门螺杆菌感染检查，如HP培养阳性，或组织学检查、快速尿素酶实验、13C（或14C）尿素呼吸实验中任何两项阳性，可诊断为合并幽门螺杆菌感染。

6 鉴别诊断

临床注意与胃癌、胃泌素瘤、非甾体相关性溃疡及功能性消化不良相鉴别。

7 治疗方案及原则

7.1 土家医分型及治疗

7.1.1 土家医分型

按照土家医"看、问、脉、摸"四诊法，根据临床症状、腹症、舌象、脉象可分为三类：热毒瘀阻证、肚胃虚弱证及气滞反酸证。

7.1.2 土家医辨证论治

7.1.2.1 热毒瘀阻证（杉格欤毒灭尔糯证 Saf geiv duf miev lof zenf）

主症：胃脘灼辣，上腹胀，口干苦，大便不畅，恶心呕吐。舌暗红，苔黄厚，脉滑数。

次症：腹热，按压痛甚，口唇暗红。

治法：清热赶毒，祛瘀止痛。

内服药：胃痛1号方加减。（炒制）百味连10g，半枝莲15g，洋桃根15g，白花蛇舌草20g，藤豆根10g，鸡合皮10g，一把伞15g，对角芰10g。水煎，每日1剂，分2次内服。

调理剂：肥猪头10g，血余炭10g，鲜鸡蛋1个，茶油10g。肥猪头焙干，研末，鸡蛋去壳。将蛋清、蛋黄与上述两味药物拌匀，茶油放在锅中，用文火待油烧热后，再将调配好的鸡蛋放入锅中煎熟，内服。每日1剂，分2次内服。

7.1.2.2 肚胃虚弱证（麦聂色迫他司证 Mer ner ser per taf siv zenf）

主症：腹痛隐隐，绵绵不休，喜温喜按。舌淡，苔白，脉虚弱。

次症：空腹痛甚，得食则缓，劳累或受凉后发作或加重，泛吐清水，神疲纳呆，四肢倦怠，手足不温，大便溏薄。

治法：补胃益肚，调气止痛。

内服药：胃痛2号方加减。（蜜制）羊乌花根12g，金豹参15g，枞苓12g，云木香8g，地雷10g，鸡蛋壳12g，（炒制）回精10g，紫苏梗10g。水煎，每日1剂，分2次内服。

7.1.2.3 气滞反酸证（是司停阿匹匹阿汝证 Sif siv tenr ar piv piv av ruv zenf）

主症：脘腹胀满，隐隐作痛。舌苔白厚，脉弦。

次症：嗳气频作，呕吐酸水。

治法：赶气止痛，和胃止酸。

内服药：胃痛3号方加减服。隔山消（Kux zax tanx bor xiaox）12g，金珠怀蛋15g，大血通10g，大木香8g，熟油子10g，小杆子根10g，满山香72g，墨鱼骨（姜汁炒）15g，川楝子10g。水煎，每日1剂，分2次内服。

7.1.3 其他治法

7.1.3.1 土家药外敷疗法（恶踏拍诊业法）

取穴：中脘、胃俞、足三里、梁丘等。常用于肚胃疼痛。

7.1.3.2 烧艾疗法（克尔思务诊业拉）

取黄豆大艾麘绒1炷放在心窝尖（剑突下）穴、肚中穴（中脘）各灸1炷。常用于肚胃虚弱型溃疡。

7.1.3.3 蛋滚疗法（日阿列梯克尔诊业拉）

用煮熟的蛋趁热置于患处旋转滚动，利用蛋的热力祛寒、祛毒气。常用于赶气止痛治疗。

7.1.3.4 扑灰碗疗法（切被不次砍诊业拉）

热紫末灰盛于碗中（灰与碗口平），将家机布或毛巾在冷水中浸湿，用湿布盖在碗口上，然后碗口倒扣过来，用湿布将碗口包好，四个边角打结固定好碗口，即为灰碗。将灰碗盖湿布面扣在患者肚腹脘部，然后持碗从上腹至下腹、从左至右来回推动，旋转推动频率为一分钟20次左右。治疗时间，一次为15分钟。每日1次，5次为1个疗程。常用于气滞反酸型及肚胃虚弱型溃疡。

7.1.3.5 土家医推抹疗法

顺时针推抹。取穴中脘、天枢、气海等，每次15～20分钟，每日2～3次。常用于脘腹胀满、气滞反酸。

7.1.3.6 土家医药筒滚熨疗法

用一竹筒药酒内服、外用兼施，敲、拍、刮、按、揉并举，利用竹筒的通透性，使内贮药液外渗，施于皮肤经络穴位，达到温经驱寒、赶血走气、化湿消风、通经开窍等作用。

T/CMAM T23—2019 波立得走胎
（蛋白质－能量营养不良）诊疗指南

1 范围

本《指南》规定了波立得走胎（蛋白质－能量营养不良）的诊断、辨证和治疗。

本《指南》适用于波立得走胎（蛋白质－能量营养不良）的诊断和治疗。

2 规范性引用文件

下列文件中的条款通过本《指南》的引用而成为本《指南》的条款。凡是注明日期的引用文件，其随后的修改本均不适用于本部分。然而，鼓励根据本《指南》达成协议的各方进行研究并适时采用这些文件的最新版本。凡是不注明日期的引用文件，其公开发布的最新版本适用于本部分。

《土家医病证诊疗规范》（中医古籍出版社，2014）。

《中医病证诊断疗效标准——中医儿科病证诊断疗效标准》（国家中医药管理局，中国中医药出版社，2012）。

《儿科学住院医师手册》（第二版，江苏科学技术出版社，2010）。

3 术语和定义

下列术语和定义适用于本《指南》。

中文名称：小儿走胎（蛋白质－能量营养不良）。

英文名称：protein-energy malnutrition。

土家语名称：波立得走胎（Box lie der zoux taix）。

波立得走胎是土家医常见的小儿疾病，多因在小儿时期喂养不当或多种疾病影响，营养失调，使食物停滞在肚肠，损伤中元之气，水谷精微不能吸收，气血生化乏源而导致疾病。临床以面黄肌瘦，肤色无光泽，毛发稀疏成束，肚胀如鼓，青筋暴露或消瘦腹凹如舟，体倦无力，食欲不振，大便不调等为特征。又称"掉魂""逃胎"，病情较轻的称"停食症""隔食症"。多见于5岁以下小儿，属于西医学"蛋白质－能量营养不良"及中医学"疳证"范畴。

4 临床表现

4.1 临床症状

最早出现的症状是食欲不振，体重不增；继之体重下降，皮下脂肪和肌肉逐渐减少或消失，皮肤干燥、苍白、逐渐失去弹性；久之可引起身长不增。严重者面颊部脂肪垫消失，皮肤皱褶松弛，干瘪似"老头"；头发干枯，四肢挛缩，腹部如舟状；或者可见外表似"泥膏状"，四肢水肿，体重下降并不明显；可有多脏器功能损伤。

4.2 辅助检查

4.2.1 血浆蛋白浓度降低，如血浆总蛋白量大都在50g/L以下、血浆白蛋白大都在30g/L以下。

4.2.2 微量元素含量降低，如血清铁、锌、铜、钙、镁等含量降低，25-羟基维生素D降低。

4.2.3 血糖、血脂、血胆固醇及电解质水平有不同程度下降。

4.2.4 各种血清酶活性降低，如淀粉酶、脂肪酶、胆碱酯酶、转氨酶、碱性磷酸酶等活性下降，甚至丧失。

4.2.5 血象可见血红蛋白降低比红细胞数减少明显，呈营养性缺铁性贫血、巨幼红细胞性贫血或两者兼有。

5 诊断要点

在排除糖尿病、恶性肿瘤、甲状腺功能亢进症及遗传代谢性疾病基础上，可按下列标准诊断。

5.1 多有长期喂养不当或长期偏食、营养摄入不足病史。可有消化系统疾病（如腹泻、肠吸收不良综合征等）、先天畸形（如唇裂、腭裂）、急（慢）性传染病、反复呼吸道感染或慢性消耗性疾病（如肝炎、结核病、肠寄生虫病）、先天不足（如早产、多胎）等病史。

5.2 体重下降，低于同年龄、同性别人群正常值的15%。[可用公式估算正常值：< 6月婴儿体重（kg）为出生体重（kg）+ 月龄 ×0.7；7 ～ 12 个月婴儿体重（kg）为 6+ 月龄 ×0.25；2 ～ 12 岁小儿体重（kg）为年龄 ×2+8]。

5.3 皮下脂肪减少，腹壁皮褶厚度 < 0.8cm。

5.4 常伴活动减少，易疲乏，食欲减退，烦躁不安，头发干枯，病久者身高亦低于正常。

具有上述 5.1、5.2 项或 5.1、5.3 项伴或不伴 5.4 项，可诊断本病。

5.5 完整的诊断应包括疾病的病因分类，病情严重程度及并发症。

5.5.1 按病因分类

原发性营养不良：由于蛋白质和（或）热能摄入量绝对或相对不足所致。

继发性营养不良：继发于慢性消耗性疾病，如反复呼吸道感染、慢性肠炎、唇裂、腭裂等。

5.5.2 按病情严重程度分度

	Ⅰ度（轻度）	Ⅱ（中度）	Ⅲ（重度）
体重比正常值减少	15% ～ 25%	25% ～ 40%	> 40%
腹壁皮褶厚度	0.8 ～ 0.4cm	< 0.4cm	消失
消瘦	不明显	明显	皮包骨样
皮肤	正常	干燥、松弛	苍白、干皱、无弹性
肌张力	基本正常	减低、肌肉松弛	低下、肌肉萎缩
身高	正常	低于正常 1 个标准差	低于正常 2 个标准差
精神状态	基本正常	不稳定、易疲乏、烦躁	萎靡、反应差、抑制与烦躁交替

5.5.3 并发症：营养性贫血；维生素及微量元素缺乏；感染；自发性低血糖等。

6 鉴别诊断

临床应与糖尿病、恶性肿瘤、甲状腺功能亢进症及遗传代谢性疾病鉴别。

7 治疗方案及原则

7.1 土家医辨证论治

7.1.1 走花胎（卡普波立没迪 Kax pux box lir mer tif）

主症：形体略见消瘦，饮食无味，爱吃酸腐之物，精神欠佳，性急易怒。苔薄微腻，脉细有力，指纹淡。

次症：面色萎黄少华，耳背后有一个花样小团，毛发稀疏成束，面部可见圆形、椭圆形或不规则形花斑，肚腹饱胀不适，走窜疼痛，大便干稀不调。

治则：消食化积，调养中元。

方1：鸡合子10g，麦芽10g，稻芽10g，疳积草10g，曲子6g，隔山消6g，青木香3g，白三七3g，车花米（炒）15g，甘草3g。用法：水煎取汁120mL。1岁以内小儿每次15mL，1～3岁每次20～30mL，4～5岁每次40mL口服，每日1剂，分3次服。

方2：鸡合子6g，隔山消6g，炒贡术6g，枞茯苓6g，红木香3g。用法：共研细末。2岁以内小儿每次1～2g，2～4岁每次3g，4岁以上每次3～4g，温开水送服，每日3次。

7.1.2 走猴胎（尔波立没迪 Ex box lir mer tif）

主症：形体明显消瘦，四肢枯细，不欲饮食或善食易饥，精神烦躁不宁。舌质偏淡，苔多白腻，脉濡细而滑、纹紫滞。

次症：面色萎黄或面白无华，耳背后红筋扭团像猴，毛发稀疏成束易脱，肚腹胀大，甚则青筋暴怒；夜卧不宁或见挤眉弄眼、擤鼻、吮指磨牙，或嗜食生米、泥巴等异物；形神似猴，肠鸣泻肚，或大便不成形。

治则：消食健肚，补胎益气。

方1：姜制三步跳5g，橘子皮3g，土炒白术6g，小杆子根6g，隔山消6g，茯苓6g，小人参10g，甘草3g。用法：水煎取汁120mL。1岁以内小儿每次15mL，1～3岁每次20～30mL，4～5岁每次30～40mL口服，每日1剂，分3次服。

方2：五谷虫20g，大麦芽15g，曲子10g，土人参10g，隔山消6g，赶山鞭10g，猴骨6g，地胡椒3g，鸡合子10g。用法：共研细末。2岁以内小儿每次0.5～1.5g，2～4岁每次1.5～3g，4岁以上每次3g，温开水送服，每日3次。

7.1.3 走鬼胎（阿叶波立没迪 Ax yer box lir mer tif）

主症：形体极为消瘦，杳不思食，精神萎靡。舌淡或光红少津，脉细弱无力，指纹色淡隐伏。

次症：耳背后筋上有一黑点，皮肤干枯，瘦削骨立，皮包骨头；肚凹如舟，面色㿠白，皮毛黯淡不泽，爪甲菲薄扁平，齿迟发焦萎，囟门难收，瞳神黯无光，机巧神思不灵，短气少力，神情淡漠，目呆口钝，鸡盲；胆怯易惊，睡则露睛，啼哭无泪；或见肢体浮肿，或见紫癜、鼻衄、齿衄；水谷不化，泄泻不止或便秘。

治则：健肚，补益气血。

方1：孩儿参10g，贡术6g，土箭芪6g，枞茯苓10g，赶山鞭10g，儿多母苦10g，娥眉豆10g，柑子皮3g，川芎3g，缩砂3g，甘草3g。用法：水煎取汁120mL。1岁以内小儿每次10mL，13岁每次10～20mL，4～5岁每次20～30mL口服，1日1剂，分3～4次服。

方2：桂鱼风10g，枞茯苓6g，贡术6g，隔山消5g，香血藤10g，小人参10g，鸡血藤10g，白头婆5g。用法：水煎取汁120mL，1岁以内小儿每次10mL，1～3岁每次10～20mL，4～5岁每次20～30mL口服，1日1剂，分3～4次服。

7.2 外治法

7.2.1 小儿提风疗法

小儿提风疗法是将土家药物敷贴于小儿肚脐上，通过药物熨脐以温小儿"中元"脏器功能，祛除小儿"中元"的风气之邪，以达到治疗小儿"中元"疾病的一种土家医传统外治法。

土家医提风疗法技术操作（详见《土家医医疗技术规范》）。

7.2.2 佩戴疗法

用追魂草20g切细焙干，研细末。用一三角黑布小口袋装好，缝紧；再用一根线将此小口袋挂在胸前，连戴7天，可连用2～3次。

7.2.3 烧灯火法

灯草2寸长一段，蘸桐油，点燃后点烧耳背后黑坨处3～5� 。

7.2.4 针挑疗法

在第 4 指第 2 指关节的缝穴中点，先用络合碘消毒，再用三棱针刺下，然后用手挤出黄白色液体或少许血液，然后用消毒干棉球按压针孔，每周 1 次，共治疗 4 次。

7.2.5 推抹疗法

指推法：医生用大拇指腹部推患儿大拇指腹部，旋推 100 次。依次食指、中指、无名指、小指各推 100 次；再推劳宫穴 100 次，足三里 100 次，内关 100 次，合谷 100 次，每天 1 次。

揉肚法：手掌放在小儿肚脐处，沿顺时针方向揉摩 5 分钟，用以散结、消风气、除肚胀。

掐捏脊法：将双手中指、无名指和小指握成半拳状，食指半屈，拇指伸直对准食指前半段，二指相夹提捏患儿皮肉。自尾椎两旁双手交替向上推动至大椎两旁，为一次掐脊，连掐 5 遍为 1 个疗程。

7.2.6 蛋滚疗法

小路边黄、大路边黄、地三甲各 10g，以上 3 味为鲜药；熟幽子 6g，鸡蛋 2 个。药物与蛋放在冷水中煮熟，用时取热蛋 1 个，放于小儿腹部反复滚动。蛋冷后，再换一热蛋继续滚动，每次 15 分钟。具有温里散寒，消食，吸毒气之功。

T/CMAM T24—2019 拍体克地
（肩周炎）诊疗指南

1 范围

本《指南》规定了拍体克地（肩周炎）的诊断、辨证和治疗。

本《指南》适用于拍体克地（肩周炎）的诊断和治疗。

2 规范性引用文件

下列文件中的条款通过本《指南》的引用而成为本《指南》的条款。凡是注明日期的引用文件，其随后的修改本均不适用于本部分。然而，鼓励根据本《指南》达成协议的各方进行研究并适时采用这些文件的最新版本。凡不注明日期的应用文件，其公开发布的最新版本适用于本部分。

《临床诊疗指南——骨科分册》（中华医学会，人民卫生出版社，2009）。

《土家医病症诊疗规范》（国家中医药管理局，中国古籍出版社，2014）。

《中医病症诊断和疗效标准——中医骨伤科病症诊断疗效标准》（国家中医药管理局，中国中医药出版社，2012）。

3 术语和定义

下列术语和定义适用于本《指南》。

中文名称：肩膀痛病（肩周炎）。

英文名称：Shoulder Periarthritis，SP。

土家医名称：拍体克地（Pef tix kex dif）。

4 临床表现

4.1 肩部疼痛

早期（粘连前期）：主要表现为肩周部疼痛，夜间加重，甚至影响睡眠，肩关节功能活动正常或轻度受限。

中期（粘连期）：肩痛较为减轻，但疼痛酸重不适；肩关节功能活动受限严重，各方向的活动范围明显缩小，甚至影响日常生活。

后期（恢复期）：疼痛改善，肩关节功能活动改善。

4.2 肩周压痛明显，在肩关节周围可以找到相应的压痛点。

4.3 肩关节功能活动受限。早期以外展、外旋为主；中期肩关节各个方向活动均受限；后期肩关节活动受限逐渐减轻。

5 诊断要点

5.1 肩膀周围疼痛，尤以夜间加重，劳累及天气变化可诱发；肩膀骨节活动功能障碍。

5.2 本病好发年龄在 50 岁左右，女性多于男性，右肩多于左肩，多见于体力劳动者。

5.3 肩膀周围肌肉有压痛，病程长者肌肉萎缩，外展活动明显受限。

5.4 X 线检查：肩榫诸骨无异常。

6 鉴别诊断

临床应与肩袖损伤、肩峰下撞击综合征、肱二头肌长头肌腱炎、冈上肌腱炎、喙突炎、肩峰下滑囊炎、颈椎病、肩手综合征、胸廓出口综合征、肩关节脱位、肩关节肿瘤等鉴别。

7 治疗方案及原则

7.1 土家医辨证论治

7.1.1 冷骨风湿证（鲁嘎务气起地 Lux gax wuf dif dix dif）

主症：肩部窜痛，遇风寒痛增，得温痛缓，畏风恶寒。舌淡，舌苔薄白或腻，脉弦滑或弦紧。

次症：肩部有沉重感。

治则：赶风、赶寒、赶湿。

治法：采取内服方药。

方药：巴岩姜 10g，巴岩香 15g，岩川芎 10g，马蹄香 6g，桂枝 10g，姜黄 12g，接骨木 30g，岩菖蒲 12g，七瓜风根 15g，鸡血藤 25g。水煎服，每日 2 次，7 日为 1 个疗程。

7.1.2 气血瘀滞证（灭尔糯阿蒙 Miex lof af mongx）

主症：肩部疼痛，疼痛拒按，以夜间为甚。舌暗或有瘀斑，舌苔白或薄黄，脉弦或细涩。

次症：肩部肿胀、瘀斑。

治则：赶瘀活血。

治法：采取内服方药。

方药：三百棒 15g，满山香 12g，香血藤 30g，大泽兰 12g，岩菖蒲 12g，岩川芎 10g，夏天无 10g，伸筋草 10g，枫香球 20g，小血藤 10g。水煎服，每日 2 次，7 日为 1 个疗程。

7.1.3 筋脉虚损证（白柏得他司阿蒙 Ber bex der taf six af mongx）

主症：肩部酸痛，劳累后疼痛加重。舌淡，少苔或舌苔白，脉细弱或沉。

次症：头晕目眩，气短懒言，心悸失眠，四肢乏力。

治则：补养气血。

治法：采取内服方药。

方药：桂鱼风根 20g，小人参 10g，鸡血藤 30g，贡术 12g，枞茯苓 10g，无根藤子 25g，榆腊子 10g，岩川芎 12g，黄芪 18g，青根 15g。水煎服，每日 2 次，7 日为 1 个疗程。

7.2 土家医外治疗法

7.2.1 传统松解疗法（筋克娭尺诊业拉 jinx keix cir zenx nier huar）

①患者仰卧位于治疗床，健侧肩紧靠治疗床边缘一侧，取 2cm 左右厚度、宽 40cm 正方形方枕垫于肩背部，使患肩高于床面，医者站在患者患侧。②患侧肩部使用㨰法、拿法、揉法放松 1 分钟。医者一手握住患侧腕关节，一手握住患侧肩关节，将肩关节垂直向下压后放松，再下压放松如此反复 1 分钟。施术中观察患者表情，以患者能承受为度。③患肢外展伸平，肘关节屈曲 90°，医者一手固定腕部，一手肘部压在患肩，使前臂最大限度旋前、旋后。医者握住患者腕关节、肘关节，并使肘关节屈曲，小摇法活动肩关节。伸直上举患肢 2～3 次，屈曲肘关节做梳头状 2～3 分钟。外展上肢稍向上，用力牵拉后回放，再牵拉后回放，如此反复操作 3～5 分钟。④握住腕关节抖动肩部。放松肩部，抖动上肢，小摇法活动肩关节完成操作。⑤嘱患者侧卧位，患侧肩部在上，用揉法、拿法放松患肩部，并叩击拍打，结束手法。整个操作过程约 15 分钟完成，每日 1 次，10 日为 1 个疗程。

7.2.2 外敷疗法（恶踏拍诊业拉 wor tar pex zen nie huar）

散血草 50g，接骨木鲜叶 50g，麻口皮子 50g，黄珠子叶 50g，白指甲花 50g，八角枫叶 50g。上药各适量加酒共捣，外敷患处。

7.2.3 雷火神针疗法（摸尔他策安额阿诊业拉 mef tax cer anx ngax zenx nier huar）

材料准备：土家医雷火神针。

部位选择：患者肩部。

操作方法：将治疗部位消毒，铺盖治疗巾；神针在火上烤，或在烧开的桐油中泡 1 分钟，待针冷却到50℃时开始施治，先用针刺局部皮肤，然后再捶打局部，反复7次，或5～10分钟，治疗结束后擦干净皮肤上的桐油，嘱患者稍休息，最好喝一杯温开水，每日1次，7次为1个疗程。

7.2.4　酒火疗法（日尔米诊业拉 ref mix zenx nier huar）

材料准备：酒火棰、药酒、毛巾。

部位选择：患者肩部。

操作方法：患者暴露治疗部位，将浸泡好的药酒均匀地涂擦在患者肩部，将温水浸湿的毛巾铺在患者治疗部位，把浸泡好的药酒盛入碗内，用火点燃。医生手持治疗棰，将治疗棰放入酒火碗中，棰体纱布着火后迅速拿起放置在治疗部位，反复捶打患处，药酒熄灭后，又放入药酒碗中取火，反复10余次，一般以患处局部发热为度，酒火棰叩打完毕后，医生在患者疼痛局部涂上少量药酒，施按揉手法治疗5～10分钟，每次操作时间为10～15分钟。治疗完毕后，取下治疗巾，用卫生纸擦拭干净治疗部位，保持局部清洁，嘱患者休息5～10分钟即可，每日1次，10次为1个疗程。

7.2.5　扯罐疗法（米梯苦哈诊业拉 mix tix kux har zenx nier huar）

以竹罐或玻璃罐拔于患处，5～10分钟后起罐。每日1次，5次为1个疗程。

7.2.6　扑灰碗疗法（切被不次砍诊业拉 qier bif bur cif kanx zan nier huar）

患者脱去上衣，暴露肩部；医者将灰碗碗口置于患者肩部，紧持碗底，在患者的肩部上下左右来回推动，10分钟到半小时不等，灰冷后或毛巾干后再换1次续用，每日1次，5日为1个疗程。

7.2.7　烧艾疗法（克尔思务诊业拉 kex six wuf zenx niex huar）

材料准备：将麝香、冰片、樟脑、雄黄、穿山甲等药粉按1∶1比例拌入艾绒中，充分伴匀，放入瓶内备用。用时将艾绒揉成苞谷籽或麦粒大小艾团。

部位选择：患者肩部疼痛点。

直接灸：在患者相应穴位涂以少量姜汁，以增强黏附作用，再放上合适大小的艾团点燃，等艾绒将烧完或患者感觉剧痛时，医者即用拇指抹水压在烧尽的艾团上，稍压片刻，再更换艾团续灸。一次灸3～5燋，以局部皮肤发红为度。

7.2.8　藿麻草拍打疗法

材料准备：藿麻草1株。

部位选择：患者肩部。

操作方法：对痛点清洁消毒。医者先用生姜进行按揉，取新鲜藿麻草1株，清水洗净，后用手轻轻将草药上的水珠甩干，根茎部手握处用纱布包裹处理。操作者戴医用手套握藿麻草根茎部，在患者患侧肩部拍打数次，至局部发红、发热感为止，每日1次，7日为1个疗程。

7.3　其他疗法

7.3.1　小针刀疗法

粘连后期使用小针刀治疗以松解粘连，每周1次。

7.3.2　定向透药疗法

将配置好的中药、民族药酒涂于纱布上，置放于中频治疗仪的电极片上，固定于患侧肩部，使药物渗透，以达到治疗目的。每天1次，10次为1个疗程。

T/CMAM T25—2019 没朴拉地嘎
（带状疱疹）诊疗指南

1 范围

本《指南》规定了没朴拉地嘎（带状疱疹）的诊断、辨证、治疗。

本《指南》适用于没朴拉地嘎（带状疱疹）的诊断和治疗。

2 规范化引用文件

下列文件中的条款通过本《指南》的引用而成为本《指南》的条款。凡是注明日期的引用文件，其随后的修改本均不适用于本部分。然而，鼓励根据本《指南》达成协议的各方进行研究并适时采用这些文件的最新版本。凡是不注明日期的引用文件，其公开发布的最新版本适用于本部分。

《临床诊疗指南—皮肤病与性病分册》（中华医学会，人民卫生出版社，2006）。

3 术语和定义

下列术语和定义适用于本《指南》。

中文名称：腰带疮（带状疱疹）。

英文名称：Herpes zoster。

土家语名称：没朴拉地嘎（Mer pur lax diefgas）。

没朴拉地嘎是以成簇水疱沿身体一侧呈带状分布，且伴有不同程度的灼热刺痛为特征的常见皮肤病。本病症相当于西医的"带状疱疹"。

4 临床表现

典型症状发生之前常有低热、全身不适、食欲不振等前驱症状，也可无前驱症状者。局部神经痛是临床表现特征之一，可出现在发疹前 1 ～ 4 天，或伴随皮疹出现，部分患者疼痛可持续到皮疹消退后 2 ～ 3 个月或更久。疼痛的程度可从轻度到重度，甚至剧烈难忍不等。损害常为一个神经节段，好发于单侧胸部肋间神经或头面部三叉神经分布区，其次为上肢臂丛神经及下肢坐骨神经支配区。皮疹表现为红斑基础上簇集性水疱，粟粒至绿豆大小。疱液常澄清，个别可形成大疱或血性疱，水疱可融合也可坏死形成溃疡。皮疹一般单侧分布，疱疹群之间的皮肤正常，整个病变呈带状分布倾向，一般不超过躯干中线，局部淋巴结常肿大，有压痛。头面部带状疱疹可引起角膜结膜炎，也可引起面瘫、耳痛、外耳道疱疹三联征。在少数免疫功能明显低下的个体，可发生泛发性带状疱疹，一般表现为 1 个神经节段部分的皮肤有典型带状疱疹的皮损，同时全身皮肤有散在的水痘样皮疹，常伴有高热、肺炎、脑炎等症状。病程有自限性（2 ～ 3 周），愈后很少复发。

5 诊断要点

5.1 发疹前可有疲倦、低热、全身不适、食欲不振等前驱症状。

5.2 患处有神经痛，皮肤感觉过敏。

5.3 好发部位是肋间神经、三叉神经、臂丛神经及坐骨神经支配区域的皮肤。

5.4 皮疹为红斑上簇集性粟粒至绿豆大水疱，疱液常澄清。

5.5 皮疹常单侧分布，一般不超过躯体中线。

5.6 病程有 2 ～ 3 周自限性，愈后可留色素改变，发生坏死溃疡者可留瘢痕。

5.7 头面部带状疱疹可累及眼耳部，引起疱疹性角膜结膜炎或面瘫等。

6 鉴别诊断

临床常与热疮、脓疱疮等鉴别。

7 治疗方案及原则

7.1 辨证论治

7.1.1 湿盛证（卡别列炸司证 Kax bies liex zaf six zenf）

主症：水疮明显，颜色淡红，疼痛或轻或重。舌淡红，苔黄腻，脉滑。

次症：可伴渴不欲饮，食少腹胀，大便时溏。

治法：清热解毒，健脾化湿。

方1：三叶青10g，车珠子根15g，马鞭草12g，散血草10g，酸杆根（虎杖）30g，白茅根15g，铁灯台6g。用法：水煎服，早中晚分3次服。

方2：地胆草10g，黄珠子10g，鲜地黄10g，泽泻10g。用法：水煎服，每日1剂，分2次服

7.1.2 热盛证（格欵细炸司证 Gein xif zaf six zenf）

主症：鲜红色水疮，灼热辣痛，疼痛难忍。舌质红，苔黄，脉弦或滑数。

次症：可伴周身不适，发热，口苦咽干，烦躁易怒。

治法：退火败毒，凉血利湿。

方1：蜂窝球全草30g，水竹叶15g，蛤蟆草20g，五花血藤18g，凉水叶10g，四方消12g，大退凉10g，红老鸦酸15g，阴钩藤根皮15g。用法：水煎服，分3次服。

方2：狗肝草30g，飞落伞（蒲公英）30g，三叉苦30g，白花蛇舌草30g。用法：水煎服，每日1剂，分2次服。

方3：半枝莲30g，朱砂莲30g，野菊花30g，板蓝根30g，大青叶30g。用法：水煎服，每日1剂，分2次服。

7.1.3 血瘀证（灭尔糯证 Miex lof zenf）

主症：水疮结痂，仍有阵发性刺痛，牵扯痛等。舌淡或紫暗，有瘀斑，苔白或黄，脉沉或涩。

次症：胸胁胀满不适。

治法：活血散瘀，行气止痛。

方1：满山香30g，蜈蚣3条，地雷25g。用法：共研细末，每服3～5g，每日2次。

方2：鸡血藤10g，鸳鸯花藤10g，苦楝子10g，木香10g，桃子骨10g。用法：水煎服，每日1剂，分2次服。

加减：高热者加生石膏30g；疼痛明显者加地雷、乳香、没药；皮损潮红疼痛加土大黄；发于颜面部者加菊花；发于胸胁者加柴胡；发于腰者加桑寄生、丝绵皮；发于上肢者加姜黄引经；发于下肢者加牛膝；后期痒感明显者加白鲜皮。

7.2 外用药物治疗

方1：仙人掌30g，马齿苋30g。用法：鲜药洗净，捣烂，外敷患处，每日1次。

方2：蛇不过20g，半边莲20g，山乌龟叶20g。用法：鲜药洗净，捣烂，外敷患处，每日1次。

方3：铁灯台30g，雄黄30g。用法：两药磨水，外搽患处，每日3～4次。

方4：紫珠草20g，满天星10g，踏脚莲10g。用法：鲜药洗净。捣烂，挤汁外搽患处，每日3～4次；用药渣（不挤汁）外敷患处，每日1次。

方5：雄黄30g，独蒜60g。用法：雄黄研末，独蒜捣烂如泥，两药拌匀。外敷患处，每日2次。

方6：松柏叶20g，鸡蛋1个。用法：鲜松柏叶洗净，沥水，捣烂成泥，与蛋清调成糊状，外敷患处，每日2次。

7.3 针灸治疗

急性期可配合针灸治疗。

7.3.1 针刺疗法

根据病位选择针刺穴位。皮疹周围消毒后，用 1～1.5 寸毫针沿疱疹周围皮肤进行围刺，避开水疱，留针 30 分钟，用泻法，1 日或隔日 1 次。

7.3.2 烧灯火疗法

穴位选择：凸出的疱疹部位。

方法：用灯草一根，蘸香油后点烧，向疱疹区域的近点将灯火吹灭，使带有油渍的灯草灰沾于皮损处，患者感患处灼热。每日 1 次，3 天为 1 个疗程。

7.3.3 烧艾疗法

用微薄一层艾绒或医用脱脂棉按病损区大小，覆盖在疮上。医生即用火柴点燃艾绒或脱脂棉一端灸之，患者感觉有轻微烧灼感。每日 1 次，可连续治疗 3～5 次。

7.3.4 放血疗法

针刺疱疹、红肿及疼痛处，放疱疹液。

T/CMAM T26—2019 窝嘎夺辽
（毒蛇咬伤）诊疗指南

1 范围

本《指南》规定了窝嘎夺辽（毒蛇咬伤）的诊断、辨证和治疗。

本《指南》适用于窝嘎夺辽（毒蛇咬伤）的诊断和治疗。

2 规范性引用文件

下列文件中的条款通过本《指南》的引用而成为本《指南》的条款。凡是注明日期的引用文件，其随后的修改版本均不适用于本部分。然而，鼓励根据本《指南》达成协议的各方进行研究并适时采用这些文件的最新版本。凡是不注明日期的引用文件，其公开发布的最新版本适用于本部分。

《中医外科常见病诊疗指南——毒蛇咬伤》（中华中医药学会，2012）。

《土家医病证诊疗规范》（中医古籍出版社，2014）。

3 术语和定义

下列术语和定义适用于本《指南》。

中文名称：毒蛇咬伤。

英文名称：Snake bite。

土家语名称：窝嘎夺辽（Wox gax duor liaor）。

毒蛇咬伤是指被毒蛇咬伤后，蛇毒侵入人体，轻则引起局部肿痛坏烂，重者窜气坏血，引起三元脏腑气机逆乱，甚至蛇毒攻心，危及生命。在土家族居住的武陵山区有毒蛇10余种，根据毒蛇咬伤引起的临床症状不同，将毒蛇分为风毒类（神经毒）、火毒类（血循毒）、风火毒类（混合毒）。风毒类蛇有白九道箍（银环蛇）、红九道箍（金环蛇）等；火毒类蛇有老恶蛇（五步蛇）、竹叶青蛇、烙铁头蛇等；风火毒类蛇有气泡蛇（眼镜蛇）、水恶蛇、蝮蛇等。

4 临床表现

4.1 病史

4.1.1 咬伤的时间

询问患者被毒蛇咬伤的具体日期、时间、治疗经过，以评估病情的轻重程度。

4.1.2 咬伤的地点及蛇之形态

根据不同蛇类活动的地点结合患者所诉蛇的形态，以协助判断蛇的种类。

4.1.3 咬伤的部位

注意咬伤部位，并与其他因皮炎、疖肿、外伤所致的皮损区别。如患者神志不清，或局部症状不明显，更应仔细分辨伤口准确部位，以免局部处理不及时。

4.1.4 急救处理过程

了解局部伤口在院前急救过程中已进行的处理方法。

4.1.5 既往病史

应着重询问患者是否有其他系统慢性疾病史，特别应询问是否有高血压病、心脏病及肝肾功能障碍等病史。若合并这类疾病，往往预后不佳。

4.2　症状

4.2.1　风毒类（神经毒）

咬伤处牙痕较小，局部不红不肿，无渗液，不痛或微痛，或麻木，所导向的淋巴结可有肿大和触痛，常易被忽视而得不到及时处理。全身症状主要表现为神经系统的损害，多在咬伤后 1～6 小时出现。轻者出现头晕，乏力，眼睑下垂，张口不利，咽痛，腹痛，呕吐，全身肌肉疼痛等；严重者出现瞳孔散大，视物模糊，语言不清，流涎，牙关紧闭，吞咽困难，肌肉阵挛或抽搐，昏迷，呼吸减弱或停止，血压下降，最后呼吸麻痹而死亡。

4.2.2　火毒类（血循毒）

咬伤处牙痕粗大，伤口常流血不止，剧痛或灼痛，肿胀蔓延迅速，皮下青紫或瘀斑，起水疱、血疱，局部淋巴结肿大和触痛，有的伤口短期内可发生组织溃烂、坏死。全身症状主要表现为血液循环系统的损害，轻者出现恶寒发热、胸闷、心悸、气促、视物模糊、全身肌肉酸痛、皮下或内脏出血，继而出现贫血、黄疸等；严重者可出现面色苍白，手足厥冷，烦躁不安，谵语，呼吸困难，血压下降，甚至休克、循环衰竭而死亡。

4.2.3　风火毒类（混合毒）

咬伤处牙痕粗大，伤口疼痛逐渐加重；可伴有麻木感，周围皮肤迅速肿胀，可扩展至整个肢体、皮下青紫，可有水疱、血疱。严重者伤口迅速变黑坏死，形成溃疡，有相应的淋巴结肿大和触痛。全身症状主要表现为神经和血液循环系统的损害：轻者出现头晕头痛，恶寒发热，眼睑下垂，复视，视物模糊，张口及吞咽困难，颈项强硬，全身肌肉酸痛，恶心呕吐；严重者可出现胸闷，呼吸困难，烦躁，昏迷，酱油色血尿，少尿，无尿等，甚至因循环、呼吸、肾功能衰竭而死亡。

4.3　辅助检查

4.3.1　三大常规检查

可出现白细胞总数呈反应性升高，血尿、血红蛋白尿等；火毒（血循毒）蛇咬伤合并有消化道出血者，粪便隐血试验可阳性。

4.3.2　血生化检查

可出现肝肾功能损害，血清钾（K^+）升高，血糖可应激性升高。

4.3.3　凝血功能检查

血循毒（火毒）蛇咬伤者，可出现凝血酶原时间（PT）、活化部分凝血活酶时间（APTT）和凝血酶时间（TT）延长。

4.3.4　血气分析

出现呼吸功能障碍时，可表现为呼吸性酸中毒。

4.3.5　心电图检查

可有心律失常、窦性心动过速、传导阻滞等改变，或有 T 波或 ST 段改变。

4.3.6　肌电图检查

风毒（神经毒）和风火毒（混合毒）蛇咬伤患者可出现进行性肌电衰减，传导时间延长。

5　诊断要点

5.1　有毒蛇咬伤史。

5.2　咬伤部位有疼痛，或局部麻木，伤肢肿胀，2～3 天后最为严重。

5.3　咬伤部位有牙痕，典型病例有两点大而深的牙痕，其周围可出现血疱、水疱、瘀斑。

5.4　可有发烧、头昏、嗜睡、复视等表现。严重者可出现视物不清，听力下降，神志不清，吞咽困难，流涎水，瞳孔散大或皮下、内脏出血。

综合临床、实验室检查，可诊断毒蛇咬伤。

6 鉴别诊断

6.1 无毒蛇咬伤

伤口处仅有多数细小呈弧形排列的牙痕，局部仅轻度疼痛与肿胀，并为时短暂，且不扩大或加重，无全身中毒症状。

6.2 蜈蚣咬伤

表现为两个距离很近的楔形伤口，局部剧痛，炎症反应显著，可有组织坏死，与火毒蛇咬伤相似，全身症状轻微或无。

6.3 毒蜘蛛咬伤

伤处多见一到两个针尖状小孔，疼痛剧烈，有灼燎感或麻木感，伤口周围瘙痒，并且有乌斑或圆形硬块，局部乌红肿大或有血水疱，几天后伤处发黑坏死，出现溃疡流水。

7 治疗方案及原则

7.1 辨证论治

7.1.1 风毒证（热书毒证 Ref sux duf zenf）

主症：毒蛇咬伤后，伤处一般不出血、不红、不肿、疼痛轻，有麻木感；全身渐见口角流涎，张口困难，语言不清，呼吸急促；眼睑下垂，有复视，表情淡漠等。舌质红，舌苔薄白，脉弦数。

治则：赶风败毒，活血化瘀，息风解痉。

方1：一点白30g，大金刀20g。用法：鲜药洗净，捣烂、压汁，兑冷开水100mL，顿服，每日2剂。

方2：白辣蓼250g，罗柱叶下风100g。用法：鲜药洗净，捣烂、压汁，兑冷开水150mL，取汁100mL口服，每日2次。

方3：白辣蓼30g，一点白30g，铁灯台20g，半边莲20g，罗柱叶下风30g。用法：水煎服，每日1剂，分2次服。

7.1.2 火毒证（米毒证 Mix dur zenf）

主症：毒蛇咬伤后，伤处剧痛，伤口出血，皮肤有血疱瘀斑，伤肢水肿；全身有发热，少尿或无尿，心慌头晕，三元脏器及五窍出血。舌质红，舌苔黄，脉滑数。

治则：赶火败毒，凉血，消肿止痛。

方1：一点白50g，三白草30g，血蜈蚣30g，白辣蓼50g。用法：鲜药洗净，捣烂、压汁，兑冷开水300mL。取汁100mL口服，每日3次。

方2：一点血15g，一点白30g，金鸡尾20g，红老鸦酸60g，酸汤根60g，雷胆子60g，隔山消15g。用法：鲜药洗净，捣烂、压汁，兑冷开水300mL。取汁100mL口服，每日3次。

方3：九头狮子草300g，半边莲200g。用法：鲜药洗净，捣烂、压汁，兑冷开水300mL。取汁100mL口服，每日3次。

7.1.3 风火毒证（热书米毒证 Ref sux mix dux zenf）

主症：毒蛇咬伤后，临床上具有风毒与火毒两种症状。

治则：赶火败毒，凉血活血，化瘀消肿，止痛。

方1：半边莲60g，九斤菀20g，避蛇生15g，铁灯台15g，山苦瓜15g，血蜈蚣30g，小荆芥20g，竹叶细辛15g，毛蒿菊30g。用法：鲜药洗净，捣烂、压汁，加冷开水300mL，取汁100mL口服，每日3次。

方2：降龙九节鞭。半边莲50g，一支箭30g，二叶葎50g，三叶鬼针草30g，四块瓦20g，五爪龙15g，六棱椎6g，七叶一枝花15g，八爪金龙15g，九头狮子草30g，大降龙草50g。用法：鲜药洗净，捣烂、压汁，加冷开水300mL，取汁100mL口服，每日3次。

方 3：儿多母苦 250g，露茴香 50g，黄独 30g。用法：鲜药洗净，捣烂、压汁，加水 1500mL 煎汁，兑一两白酒，频服。此方对气泡蛇伤有良效。

7.2 外用药物治疗

7.2.1 药物外敷

将洗净的鲜药捣细如泥，外敷患处，可加适量食盐共捣。忌用铁器，多用干净的木擂钵、岩擂钵。野外急救无条件时，可让患者嚼食鲜草药，用水吞下以防蛇毒攻心。医者将口漱净，用口嚼细鲜草药，以作外敷用。

外敷药主要用于伤处外敷拔毒解毒，也可将外敷范围扩大，用短毒法阻止蛇毒向心扩散。一般情况下，外敷药围绕牙痕敷盖，中心留出排毒口，不宜封口，以防闭毒生患。用于短毒外敷药，须环绕患肢外涂，不留缺口。

7.2.1.1 风毒证（热书毒证 Ref sux duf zenf）

方 1：白辣蓼 100g，罗柱叶下风 50g，一点白 50g，铁灯台 20g。用法：鲜药洗净，捣烂，外敷患处，每日 1 次。

方 2：一点白鲜叶 30g，大金刀鲜叶 20g。用法：鲜药洗净，捣烂，外敷患处，每日 1 次。

7.2.1.2 火毒证（米毒证 Mix dur zenf）

方 1：半边莲 50g，山乌龟 50g，铁灯台 20g，水黄连 20g。用法：鲜药洗净，捣烂，外敷患处，每日 1 次。

方 2：癞克马草，红老鸦酸，半边莲，小荆芥，野花椒皮各 30g。用法：鲜药洗净，捣烂，外敷患处，每日 3 次。

7.2.1.3 风火毒证（热书米毒证 Ref sux mix dux zenf）

方 1：蛇不过、黄藤、苦蛇药、线鸡尾、女儿红、一支蒿、一支箭、辣蓼草、蜂窝球、白前各 30g。用法：鲜药洗净，捣烂，外敷患处，每日 1 次。

方 2：铁灯台、雄黄连、半边莲、竹叶细辛、酸汤根、散血蛋、红老鸦酸、茗叶细辛、白芍、鲜慈茹、苞谷七各 30g。用法：鲜药洗净，捣烂，外敷患处，每日 1 次。

7.2.2 药物外洗

7.2.2.1 药液清洗法

用于损伤初时的解毒抗毒和污物的清洗，其目的是抗毒和排毒，减少蛇毒的吸收。常用的有抗毒消毒药水、醋、酸汤水、冰水、鲜草药捣加水取汁等，并从近心端向远心端推赶清洗。

7.2.2.2 药物泡洗法

用于蛇伤初期 96 小时以内的患肢清洗。其目的是败火抗毒、退火止痛，让经脉收缩，减慢蛇毒扩散，消肿排毒。一般多先用外敷的鲜草药一斤，洗净擂碎，放入干净盆中，加冷开水或淘米水适量，将患肢泡入，用药渣从近心端向远心端搓洗。每日 1 ~ 2 次，待药液自然干后，用草药外敷患处，留出排毒孔。

7.2.2.3 药液熏洗法

用于 48 小时以后的患肢熏洗。患肢肿胀青紫，冰冷僵硬，有坏死溃疡先兆，或肿痛剧烈，或日久肿胀不消，以及伤口闭口，毒液不见流出等。其目的是消肿止痛，活血通脉，排毒止痛，预防患肢坏死溃疡。多选用对症的外用方药加减配方，水煎浓汁后趁热倒入盆中，先熏蒸，待水温降低后再泡洗。每日 1 ~ 2 次，待药液自然干后，再加敷外用药。

7.2.3 药物湿敷

在治疗过程中，根据治疗需要把药物煎为浓汁，浸泡纱布，中心剪开留出排毒口，在患处湿敷。干则再喷淋药汁，保持湿润。

7.3 其他治疗

毒蛇咬伤后，就地采取急救措施。结扎伤处近心端，冲洗伤口，破坏蛇毒（火柴爆伤法、铁钉烙法、火熘直烧法），扩创吸引排毒法，外敷土家鲜药排毒、止痛、止血。

7.3.1 急救

7.3.1.1 缚扎

目的在于阻止蛇毒的吸收和扩散，应早期使用。毒蛇咬伤后立即于伤口的近心侧缚扎，以阻止静脉回流而不妨碍动脉血流为原则。缚扎时间可持续 8 ～ 10 小时，但应每隔 15 ～ 30 分钟放松 1 次，每次放松 1 ～ 2 分钟，一般在行伤口排毒或服药后 1 ～ 3 小时可解除缚扎。咬伤若超过 12 小时，则不宜缚扎。

7.3.1.2 排毒

扩创法：常规消毒后，沿牙痕做纵向切口 1.5cm，深达皮下，或作"十"字切口。如有毒牙遗留应取出，并用手由近心端向远端切口的周围挤压，使毒血排出，同时用 1：5000 的高锰酸钾溶液或清水反复多次清洗，使蛇毒在伤处被破坏，减少播散，减轻中毒。必须注意：尖吻蝮蛇、蝮蛇咬伤后，若伤口流血不止，且有全身出血现象者，不宜行扩创术，以免出血不止引起失血性休克。

吮吸法：用口吮、拔火罐或抽吸器等方法，将伤口毒血吸出，然后加用扩创法。如吮吸者的口腔黏膜破损或者有炎症者，则不宜用口吮，以免中毒。

烧灼法：用火柴头 5 ～ 7 个，放在被咬伤口上点燃烧灼 1 ～ 2 次，以高热破坏蛇毒。

针刺法：出现肿胀时，在手可刺八邪穴，在足可刺八风穴。皮肤消毒后，用消毒三棱针于手指蹼间或足趾蹼间，与皮肤平行刺入，深约 1cm，迅速拔出后将患肢下垂，并由近端向远侧挤压，以排除毒液。但若被五步蛇、烙铁头蛇咬伤时应慎用，以防出血不止。

7.3.1.3 抗蛇毒血清

有条件的医疗单位，可选抗蛇毒血清治疗。用药前，先做过敏试验。

7.3.1.4 其他治疗措施

有危重情况时，要用土家医与西医结合治疗。

T/CMAM T27—2019 杆骨八提鲁嘎壳
（桡骨远端骨折）诊疗指南

1 范围

本《指南》规定了杆骨八提鲁嘎壳（桡骨远端骨折）的诊断、辨证和治疗。

本《指南》适用于杆骨八提鲁嘎壳（桡骨远端骨折）的诊断和治疗。

2 规范性引用文件

下列文件中的条款通过本《指南》的引用而成为本《指南》的条款。凡是注明日期的引用文件，其随后的修改本均不适用于本部分。然而，鼓励根据本《指南》达成协议的各方进行研究并适时采用这些文件的新版本。凡是不注明日期的引用文件，其公开发布的最新版本适用于本部分。

《中华人民共和国中医院行业标准》《中医病症诊断治疗标准——中医骨伤科病症诊断疗效标准》（国家中医药管理局，中国中医药出版社，2012）。

《土家医病症诊疗规范》（中医古籍出版社，2014）。

《临床诊疗指南——骨科学分册》（中华医学会，人民卫生出版社，2009）。

3 术语和定义

下列术语和定义适用于本《指南》。

汉文名称：桡骨远端骨折。

英文名称：distal radius fracture。

土家语名称：杆骨八提鲁嘎壳（ganx gur barter lux gax kor）。

杆骨八提鲁嘎壳是指距杆骨下端关节面2～3cm以内的骨折，主要发生在6～10岁和60～75岁两个年龄段。在6～10岁阶段，男女发病率没有显著性差异；在60～75岁阶段，女性患者明显比男性患者增多。从发生的原因看，在6～10岁阶段，主要是高能量损伤引起，与年轻患者的骨骼发育有相关性；而在60～75岁阶段，低能量跌伤较多，其原因与高龄及女性绝经后的骨质疏松有关。

4 临床表现

4.1 伤后腕部疼痛并迅速肿胀，常波及手背及前臂下1/3，腕关节活动功能部分或完全丧失，手指做握拳动作时疼痛加重。暴力轻时，骨折嵌插而无明显移位，畸形不明显。暴力重时，伸直型杆骨远端移位严重者，腕掌侧隆起，而其远侧向腕背侧突出，从侧面可见典型"餐叉样"畸形；骨折远端向桡侧移位并有缩短移位时，桡骨茎突上移至尺骨茎突同一水平甚至高于足骨茎突的平面，从手掌正面观见腕部横径增宽和手掌移向桡侧，呈"枪刺状"畸形。

4.2 移位严重的屈曲型杆骨骨折，呈"锅铲样"畸形，骨折远端向掌侧移位，有时掌侧骨皮质粉碎形成骨折，碎骨块移向屈肌鞘管，压迫腕管，刺激正中神经，产生感觉障碍。

4.3 杆骨远端关节内骨折较少见，属于关节内骨折，伴有掌侧和背侧腕关节半脱位和脱位，腕背侧或掌侧触之有空虚感，骨折端有时可触及移位的骨折块。临床检查杆骨远端有压痛，可触及移位的骨折端有骨擦音。伴有三角纤维复合体损伤或下尺桡关节脱位的患者，尺骨茎突可有压痛或向背侧移位。

5 诊断要点

5.1 有杆骨八提鲁嘎壳病史及临床表现。

5.2 辅助检查

X线检查即可明确骨折的部位和移位情况，并可作为复位的依据。常规摄前臂，包括腕关节的正侧位X线片可确诊。

5.2.1 典型的伸直型杆骨八提鲁嘎壳骨折移位：杆骨远端骨折块向背侧移位；杆骨远端骨折块向桡侧移位；骨折处向掌侧成角；杆骨短缩，骨折处背侧骨质嵌入或粉碎骨折；杆骨远端骨折块旋后；正位片示尺偏角小于20°，侧位片上示掌倾角小于10°。

5.2.2 典型的屈曲型杆骨远端骨折：杆骨远折端连同腕骨向掌侧、近侧移位，尺骨茎突可发生骨折。很少有嵌入骨折，掌侧骨皮质常有粉碎骨折块，骨折块旋转，杆骨短缩。

5.2.3 杆骨远端关节内骨折：典型X线表现为骨折位于杆骨远端背侧缘或掌侧缘。骨折块较大时，常与腕关节一起向掌侧或背侧半脱位。X线片上常见合并有尺骨茎突骨折，骨折的尺骨茎突可有不同程度的分离，严重者向桡侧移位。如果无尺骨茎突骨折，而杆骨远折端向桡侧移位明显时，说明有三角软骨盘的撕裂。对于关节面粉碎严重者，可做CT检查，以了解关节面损伤情况。

6 土家医分型及分期治疗

6.1 分型

根据所遭受暴力作用的方向、受伤对患者的体位和骨折移位方向的不同，杆骨八提鲁嘎壳一般可分为伸直型（Colles骨折）、屈曲型（Smith骨折）、杆骨远端关节内背侧缘骨折（Barton骨折）和掌侧缘骨折（反Barton骨折）4种类型。

6.2 分期

6.2.1 早期

伤后1～2周，肌肉、筋脉受损，血离经脉，瘀积不散。其主症是气血凝滞而产生的局部肿胀、疼痛。

6.2.2 中期

伤后3～4周，虽损伤症状改善，肿胀瘀阻渐趋消退，疼痛逐步减轻，但瘀阻去而未尽，疼痛减而未止。

6.2.3 后期

受伤4周后，瘀肿已消，但筋骨尚未坚实，功能尚未完全恢复，气血亏损，体质虚弱。

7 治疗原则

杆骨八提鲁嘎壳需尽早行手法复位，因此类骨折为近关节骨折，要求骨折对位对线好，才不致影响关节功能的恢复。对无移位或不全骨折，不需要整复，仅用掌背侧小夹板或石膏外固定2～3周即可；对有移位骨折，应根据骨折类型采用不同的整复方法；手法复位失败或复位后单纯外固定不稳定的骨折，采用经皮穿针内固定术；优势手损伤的年轻人，骨折严重粉碎或伴有严重软组织损伤或开放骨折时，适用于外固定支架固定；对于关节面骨折移位≥2mm、闭合复位困难者，可采用切开复位接骨板内固定。

7.1 接骨斗榫疗法

7.1.1 适应证

适用于有移位的新鲜闭合骨折，未合并显著血管神经损伤者。

7.1.2 操作方法

7.1.2.1 伸直型杆骨八提鲁嘎壳

一人整复法：患者取坐位，患肢前臂旋前，手掌向下，亦可将前臂置于台上，患腕垫以软枕，骨折远端以下垂于台旁。术者一手握前臂下段，另一手握腕部，两手沿原来移位方向拔伸牵引，至嵌入或重叠移位矫正后，握前臂之拇指置于骨折远端的背侧向下按压，握腕之手将患腕屈曲向下牵引，以矫正其背侧移位。然后再略向尺侧牵引同时握前臂之拇指改置于骨折远端之桡侧，用力向尺侧按捺，以矫正其向桡侧移位。此法是用于嵌入或重叠移位不严重、肌肉不发达的患者。

牵抖复位法：患者取坐位，老年患者则取平卧位，患肢外展，肘部屈曲90°，前臂呈中立位。助手握住患肢前臂上段，术者两手紧握手掌，两拇指并列置于骨折远端背侧，其余四指置于其腕掌部，扣紧大小鱼际，先顺势拔伸2～3分钟，待重叠移位完全矫正后，再将前臂远段旋前，并利用牵引力，顺纵轴方向骤然猛抖，同时迅速尺偏掌屈，使之复位。此法适用于骨折线未进入关节，骨折端完整者。在行手法复位时，术者必须仔细感受下尺桡关节和腕骨是否存在半脱位，必要时挤压腕骨及下尺桡关节、复位不明显的腕关节半脱位。

提按复位法：患者取坐位或平卧位，肘关节屈曲90°，前臂呈中立位。第一助手持握患手拇指及其余四指，第二助手紧握患肢前臂上段，两助手行拔伸牵引，持续2～3分钟，使骨折断端的嵌入或重叠移位得以矫正，旋转移位亦应注意矫正。术者立于患肢外侧，一手握住前臂下段，将骨折近端向桡侧推挤，另一手握掌腕部并将骨折远端向尺侧推挤，握手部的助手同时向患腕、向尺侧屈，以矫正骨折远端的桡侧移位。然后术者两手食、中、环三指重叠，置于近端的掌侧，向上端提，两拇指并列顶住远端的背侧，向掌侧挤按；握手部的助手同时将患腕掌屈，以矫正掌、背侧移位。待骨折移位完全矫正，腕部外形恢复正常后，术者一手拖住手腕，另一手拇指沿伸、屈肌腱由近端向远端推按，理顺肌腱，使之恢复正常位置。亦可先整复掌背侧移位，再整复桡侧移位。此法适用于老年患者，以及骨折线已进入关节、骨折粉碎者。

7.1.2.2 屈曲型杆骨八提鲁嘎壳

一人复位法：患者取坐位，患肢前臂旋前，手掌向下。术者一手握前臂下段，另一手握腕部，两手先沿原来移位方向拔伸牵引，待嵌入或重叠移位矫正后，握前臂之拇指置于骨折远端桡侧向尺侧按捺，同时将腕关节尺偏，以矫正其向桡侧移位。然后双手食指置于骨折近端背侧用力向下按压，拇指置于骨折远端掌侧用力向上端提，同时将患腕背伸，使之复位。

三人复位法：患者取坐位，肘关节屈曲90°，前臂中立位或旋后位。第一助手持握手指，第二助手握前臂上段，两助手拔伸牵引2～3分钟。待嵌入或重叠移位矫正后，术者用两手拇指由掌侧将骨折近端向背侧推挤，同时用食、中、环三指将骨折近端由背侧向掌侧按压。与此同时，牵引手指的助手徐徐将腕关节背伸、尺偏，使之复位。

7.1.2.3 桡骨远端关节内骨折

以掌侧缘劈裂为例，无麻醉或臂丛神经阻滞麻醉，患者坐位，伤肘屈曲90°，前臂旋后位，手掌向上，第一助手握患侧近肘部，第二助手两手分别握住患手拇指和其余4指，徐徐拔伸牵引，渐渐增力。术者立于患肢外侧，双手将桡骨远端掌侧骨折块用力向背侧推挤按压，同时4指环抱骨折近端背侧向掌侧提拉，在拇指与4指之间形成捻搓力，同时嘱牵远端之助手在牵引下徐徐背伸桡腕关节，至术者手下有骨擦感，患腕外观恢复正常，局部稳定，透视证实骨折已复位，术者维持复位，远端之助手轻轻背伸、掌屈腕关节，并尺偏、桡偏活动数次，以使关节面进一步平整。

7.1.3 复位后处理

7.1.3.1 伸直型杆骨八提鲁嘎壳术后处理

在维持牵引下，用4块夹板超腕关节固定。在骨折远端背侧和近端掌侧分别放一平垫。在骨折远端的背桡侧尚可先放一横档纸垫，一般长6～7cm，以能包绕前臂远段的背、桡两侧面为度，宽1.5～2cm，厚约0.3cm。如放横档，则在背侧不用再放平垫。压垫放置妥当后，再放上夹板。夹板上端达前臂中、上1/3，背侧夹板和桡侧夹板的下端应超过腕关节，限制手腕的桡偏和背伸活动。掌侧夹板和侧夹板则不超过腕关节。将腕关节固定于轻度掌屈位，固定垫、夹板放妥后，扎上 3 条布带，绑带的松紧应严格按照 1kg 重量以上下移动 1cm 为宜。最后将前臂置中立位，腕自然尺偏位。屈肘 90°悬挂胸前，每天调整绑带的松紧。

7.1.3.2 屈曲型杆骨八提鲁嘎壳术后处理

在维持牵引下，用 4 块夹板超腕关节固定，在骨折远端掌侧和近端背侧分别放一平垫。将腕关节固定于轻度背伸位，固定垫、夹板放妥后，扎上 3 条布带，余同伸直型桡骨远端骨折闭合复位外固定术。

7.1.3.3 杆骨远端关节内骨折术后处理

在维持牵引下，用 4 块夹板超腕关节固定，在骨折远端背侧放一平垫。将腕关节固定于轻度掌屈位，固定垫、夹板放妥后，扎上 3 条布带，余同伸直型杆骨远端骨折闭合复位外固定术。

7.2 外敷化瘀消肿、接骨疗伤药膏

主要药物组成：戊灭阿沙（血当归）9g，翁死席（地胡椒）5g，格龙铺阿沙（竹根七）10g，破皮走血（三百棒）5g，阿鲁嘎起（接骨木）10g，黄剥皮 10g，阿沙鲁嘎席（八棱麻）12g，巴山虎（巴岩姜）8g，桑寄生 15g，牛萝卜（川断）12g，地罗汉（地鳖虫）6g，五加皮 10g，血三七 3g，土川芎 15g，不拉西（桃仁）10g，普卡普（红花）10g 等近 20 种土家药物。

功效：破血化瘀，消肿止痛，通筋活络，接骨生肌。

加工：将上述药物研末（粉碎），过 100 目筛，摊开紫外线灭菌，塑料袋封装，备用。

用法：散剂用医用凡士林或蜂蜜调拌成膏状，将药膏均匀地摊平在纱布上，外敷在骨折部位周围，小夹板固定。

禁忌：禁食辛辣及生冷食物。

7.3 分期内服土家药

7.3.1 早期

治疗原则：活血祛瘀，消肿止痛。

方药组成：戊灭阿沙（血当归）12g，翁死席（地胡椒）15g，黄剥皮 10g，竹根七 10g，破皮走血（三百棒）20g，不拉西（桃仁）8g，生地 12g，土川芎 10g。

用法：水煎，内服。每日 1 剂，2 次分服，连服 5 ～ 7 剂。

7.3.2 中期

治疗原则：接骨续筋，和营生新。

方药组成：戊灭阿沙（血当归）12g，阿鲁嘎起（接骨木）10g，地罗汉（地鳖虫）6g，续断 12g，川芎 10g，巴山虎（巴岩姜）10g，米米页（泽兰）6g，白芷 10g，五加皮 15g。

用法：水煎，内服。每日 1 剂，2 次分服，连服 5 ～ 7 剂。

7.3.3 后期

治疗原则：补气养血，强筋壮骨，补肝益肾。

方药组成：爽卵必苏苏（土党参）15g，戊灭阿沙（血当归）12g，牛萝卜（川断）12g，土川芎 9g，鸡血藤 9g，阳雀花树皮 9g，丝绵皮（杜仲）12g，五加皮 15g。

用法：水煎，内服。每日 1 剂，2 次分服，连服 5 ～ 7 剂。

注：儿童骨折中后期不需要内服土家药。

7.4 中后期骨折部位外用土家药熏洗

主要药物组成：鸡血藤 10g，路路通 15g，海桐皮 20g，艾蒿 12g，红花 15g，伸筋草 15g，海风藤 15g，透骨草 15g，花椒 12g，接骨木 15g 等近 10 多种土家药物。

功效：通筋活络，续筋接骨，合营生新。

用法：将上述药物煮沸之后，放入大葱一根。用木桶盛放后，先对骨折部位进行熏洗，待适温后再将患肢置入熏洗桶中浸泡 20 分钟，每日 1 剂，熏洗持续半小时。

禁忌：禁食辛辣及生冷食物。

7.5 复查拍片确定复位情况

复位结束后，重新拍摄腕关节正侧位片，了解骨折复位情况。

7.6 治疗时间及疗程

7.6.1 治疗时间

桡骨远端骨折：成人一般固定 4～5 周，儿童一般固定 3 周左右即可。

伸直型骨折：固定于腕关节掌屈尺偏位 2～3 周后，改为腕关节功能位固定 3 周。

7.6.2 疗程

骨折局部无压痛、纵轴叩痛，X 线片显示骨折线模糊，有骨小梁通过骨折线时，即可拆除夹板，进行腕关节屈伸等活动。

标准住院日为 ≤ 14 天（参考桡骨远端骨折中医临床路径）。

土家医常见病疗效评价标准
T/CMAM T28—35—2019

目　次

前　言

《土家医常见病疗效评价标准》（以下简称《标准》），分为热书卡别列证（风湿性关节炎）、泽阿劳（糖尿病）、色迫聋证（消化性溃疡）、波立得走胎（蛋白质–能量营养不良）、拍体克地（肩周炎）、没朴拉地嘎（带状疱疹）、窝嘎夺辽（毒蛇咬伤）、杆骨八提鲁嘎壳（桡骨远端骨折）等8个部分。

本《标准》由中国民族医药学会提出并发布。

本《标准》由国家中医药标准化委员会归口。

本《标准》主要起草单位：湘西土家族苗族自治州民族中医院（湖南省民族中医医院）、永顺县中医院、龙山县水电民族骨伤科医院、湖南省土家医药研究中心、重庆市黔江区中医院、湖北民族学院医学院、张家界中医院。

本《标准》主要起草人：谭晓文、田华咏、李萍、杨新、毛生荣、吴献、杨德良、李媛媛、彭治香、余敏、周明文、周正清、杨湘跃、钟海、田仁武、王小军、陈凌帆、王鹏、赵向平、刘成刚、董维、唐宏松、麻剑宇、田刚、孙转兰、刘西平、彭昌、黎辉军、郭炜、娄新照、吴成平、侯启年、袁德培、高陆地、田柏贵。

引　言

　　《土家医常见病疗效评价标准》（以下简称《标准》）的编写目的，在于规范土家医对常见病的诊断与疗效评价，为临床医师提供热书卡别列证（风湿性关节炎）、泽阿劳（糖尿病）、色迫聋证（消化性溃疡）、波立得走胎（蛋白质－能量营养不良）、拍体克地（肩周炎）、没朴拉地嘎（带状疱疹）、窝嘎夺辽（毒蛇咬伤）、杆骨八提鲁嘎壳（桡骨远端骨折）等疾病的土家医标准化诊疗与方法，规范其临床诊疗行为，从而提高土家医对常见病的诊疗水平。本《标准》体现土家医的辨证分型及其证候特征，简明实用，可操作性强，符合医疗法规和法律要求，具有指导性、普遍性和可参照性，适用于土家医医疗、教学、科研和相关管理人员，可作为临床实践、诊疗规范和质量控制的主要参考文献。

　　本《标准》是中国民族医药学会 2016 年立项的民族医药标准化项目之一。2016 年启动，按照国家中医药管理局中医药标准化项目"临床技术操作规范与病证诊疗指南"要求，组成专家委员会，制订了"热书卡别列证等 8 种土家医常见病种的诊断标准、疗效评价标准和诊疗指南"。在制定土家医常见病疗效评价标准及疗效指南时，以突出土家医辨证施治特色为重点，开展土家医药文献整理研究，收集整理土家医药古籍文献（含口述资料）和土家医药现代文献中关于"热书卡别列证"等 8 种土家医优势病种的学术思想、病因病机、诊断、证候的论述、药物治疗、非药物疗法、特色服侍技术（护理），为建立热书卡别列证等 8 种土家医优势病种的土家医标准诊疗方案提供文献依据。同时采用临床流行病学方法，回顾临床既往诊疗的与本次研究相关疾病医疗文献进行研究整理、对比分析与提高，为建立热书卡别列证等 8 种土家医优势病种的土家医标准诊疗方案提供临床依据。在土家医药文献与临床经验基础上，组织专家起草土家医热书卡别列证等 8 种病证的疗效评价标准。在此基础上，组织了以土家医药标准研究推广基地、中国民族医药学会土家医药分会标准化技术委员会、中国民族医药学会标准化委员会（土家医药分会）等专家多轮论证，拟定了基于方证对应原则为基础的热书卡别列证等 8 种土家医优势病种的土家医诊疗方案。2017 年 11 月，组织中国民族医药学会标准化技术委员会中土家医药委员（专家）对 8 种优势病种的土家医诊断标准、疗效评价标准和诊疗指南进行评审。2017 年 12 月 6 日，土家医药标准化研究推广基地召开土家医药技术标准、技术规范、技术指南专家论证会，在综合专家建议的基础上对《标准》进行了修改，形成了送审稿，于 2017 年 12 月报中国民族医药学会。

　　本《标准》得到国家中医药管理局、湖南省中医药管理局、中国民族医药学会、湘西土家族苗族自治州卫生与计划生育委员会的高度重视和支持，相关专家提出了宝贵的意见与建议，在此一并表示感谢。

T/CMAM28—2019 热书卡别列证
（风湿性关节炎）疗效评价标准

1 范围

本《标准》规定了热书卡别列证（风湿性关节炎）的诊断和疗效评价。

本《标准》适用于热书卡别列证（风湿性关节炎）的诊断和疗效评价。

2 规范性引用文件

下列文件中的条款通过本《标准》的引用而成为本《标准》的条款。凡是注明日期的引用文件，其随后的修改本均不适用于本部分。然而，鼓励根据本《标准》达成协议的各方进行研究并适时采用这些文件的最新版本。凡是不注明日期的引用文件，其公开发布的最新版本适用于本部分。

《风湿热诊断和治疗指南》（中华医学会风湿病学分会，中华风湿病学杂志，2010）。

《中医内科常见病诊疗指南》（中华中医药学会，中国中医药出版社，2008）。

3 术语和定义

下列术语和定义适用于本《标准》。

中文名称：风痹证（风湿性关节炎）。

英文名称：arthralgia。

土家语名称：热书卡别列证（Ref sux kax biex liex zenx）。

4 诊断标准

4.1 西医诊断标准

4.1.1 病史

发病前多有咽部链球菌感染病史。

4.1.2 临床表现

游走性、多发性关节炎，以膝、踝、肘、腕、肩等大关节受累为主，局部红、肿、热、痛及压痛，有时可见渗出，但无化脓。症状反复发作，可继气候变冷或阴雨出现或加重，通常在2周内消退，一般不遗留关节畸形。

4.1.3 辅助检查

ESR、CRP、ASO等炎症反应指标升高，咽拭子细菌培养可见链球菌阳性。

符合上述临床表现，结合辅助检查及病史，在排除了类风湿性关节炎、骨性关节炎、痛风性关节炎等其他风湿系统疾病后可明确诊断。

4.2 证候诊断标准

4.2.1 钻骨风证（鲁嘎穿地 Lux gax cuanx dif）

主症：肢体关节疼痛，痛有定处，疼痛较剧，关节屈伸不利。舌淡红，苔薄白，脉弦。

次症：得热痛缓，遇寒明显加重，皮色不红，触之不热。

4.2.2 肿痛风证（鲁嘎胡剥地 Lux gax hur bor dif）

主症：关节游走疼痛，局部发热红肿，可涉及多个关节。舌红，苔黄，脉浮数。

次症：得冷则痛减，或伴发热、恶风、口渴、烦躁不安。

4.2.3 破骨风证（鲁嘎皮地 Lux gax pir dif）

主症：肢体关节疼痛，屈伸不利，痛有定处，局部红肿，活动不便。舌淡红，苔白腻，脉滑。

次症：肌肤麻木不仁，阴雨天加重，纳差，便溏，神疲体倦。

4.3 量化标准

4.3.1 症状分级量化标准

症状积分	0	1	2	3	分值
关节疼痛	无	疼痛轻，可耐受，基本不影响工作	疼痛程度重，工作和休息均受影响	疼痛程度剧烈，难以忍受，需要配合使用止痛药物	
关节肿胀	无	轻度肿胀，皮肤纹理变浅，骨性标志明显	中度肿胀，皮肤纹理消失，骨性标志不明显	重度肿胀，皮肤紧，骨性标志消失	
关节压痛	无	轻度压痛，活动不受影响	中度压痛，有皱眉	重度压痛，有退缩	
屈伸不利	无	关节活动轻度受限，关节活动范围减少 <1/3	关节活动中度受限，关节活动范围减少 >1/3	关节活动重度受限，关节活动范围减少 >2/3	

4.3.2 辨证分型表

土家医分型	主症	土家医分型症状		症状百分比
钻骨风证	关节疼痛：□无　□有	得热痛缓	□无　□有	
		遇寒加重	□无　□有	
		痛有定处	□无　□有	
		舌淡红、苔薄白、脉弦	□无　□有	
肿痛风证	关节肿胀：□无　□有	游走疼痛	□无　□有	
		发热红肿	□无　□有	
破骨风症	关节压痛：□无　□有	得冷痛减	□无　□有	
		舌红、苔黄、脉浮数	□无　□有	
破骨风证	屈伸不利：□无　□有	便溏	□无　□有	
		肌肤麻木	□无　□有	
		阴雨加重	□无　□有	
		舌淡红、苔白腻、脉滑	□无　□有	

证型判断依据：具备主症至少 3 项，辨证分型症状百分比达到 60% 者，即可诊断为该证型。

5 疗效评价标准

治愈：症状基本消失，关节活动正常，实验室检查正常，症状改善率≥90%。

好转：症状明显好转，关节活动及实验室检查改善，90%＞症状改善率≥30%。

未愈：症状、关节活动及实验室检查均无改善，症状改善率＜30%。

症状改善率：（治疗前症状积分—治疗后症状积分）/ 治疗前症状积分 ×100%。

T/CMAM29—2019 泽阿劳
（糖尿病）疗效评价标准

1 范围

本《标准》规定了泽阿劳（糖尿病）的诊断、辨证和治疗。

本《标准》适用于泽阿劳（糖尿病）的诊断和治疗。

2 规范性引用文件

下列文件中的条款通过本《标准》的引用而成为本《标准》的条款。凡是注明日期的引用文件，其随后的修改单均不适用于本部分。然而，鼓励根据本《标准》达成协议的各方进行研究并适时采用这些文件的最新版本。凡是不注明日期的应用文件，其公开发布的最新版本适用于本部分。

《糖尿病中医防治指南》（中华中医药学会，中国中医药现代远程教育，2011）。

3 术语和定义

下列术语和定义适用于本《标准》。

汉文名称：饿水劳病（糖尿病）。

英文名称：diabetes。

土家语名称：泽阿劳（Cer ax laor）。

4 诊断标准

4.1 西医诊断标准

4.1.1 临床表现

以多饮、多食、多尿及原因不明之体重减轻为主要临床表现；也有多饮、多食、多尿症状不明显，以皮疹瘙痒、眼疾、眩晕、肺痨、胸痹心痛、水肿、疮痈等病症就诊。

4.1.2 辅助检查

血液检查：血糖（诊断必须静脉采血，监测可用指血检测毛细血管血糖）；OGTT；糖化血红蛋白；糖化血清蛋白；C-肽释放试验；胰岛素释放试验；糖尿病自身抗体；血脂。

尿液检查：尿糖；尿酮；尿蛋白。

人体测量学：体重指数；腰围与腰臀围比率。

其他：血酮体；电解质；血气分析；血尿渗透压。

4.2 证候诊断标准

4.2.1 热盛津伤证（格欤列策普尺证，Geir lev cer puv cir zenf）

主症：口干咽燥，渴喜冷饮，易饥多食，尿频量多，身体渐瘦。舌干红，苔黄燥或苔少，脉滑数或弦细或细数。

次症：心烦易怒，溲赤便秘。

4.2.2 痰（湿）热互结证（垄色聂杉格欤阿扶证，Longv ser ner saf geiv av huv zenf）

主症：形体肥胖，腹部胀大，口干口渴，喜冷饮，饮水量多，脘腹胀满，易饥多食。舌质淡红，苔黄腻，脉弦滑。

次症：心烦口苦，大便干结，小便色黄。

4.2.3 气阴两虚证（四司阴捏他司证，Sif siv yenv nev taf siv zenf）

主症：咽干口燥，口渴多饮，神疲乏力，气短懒言，形体消瘦。舌红少津，苔薄白或少苔，脉弦细数或沉细。

次症：腰膝酸软，自汗盗汗，五心烦热，心悸失眠，或纳差腹胀，大便溏薄。

4.2.4 肝肾阴虚证（安厄阿腰子阴他司证，Anv ngav yaov ziv yenv taf siv zenf）

主症：小便频数，浑浊如膏，口干咽燥，形体消瘦。舌红，舌干瘦，少苔或苔薄白，脉细或细数。

次症：视物模糊，腰膝酸软，眩晕耳鸣，五心烦热，低热颧红，多梦遗精，皮肤干燥，雀目，或蚊蝇飞舞或失明，皮肤瘙痒。

4.2.5 阴阳两虚证（阴阳捏他司证，Yenv yanr nev taf siv zenf）

主症：小便频数，浑浊如脂如膏，甚至饮一溲一，五心烦热，口干咽燥，神疲，耳轮干枯，面色黧黑。舌质淡，苔白而干，脉沉细无力。

次症：腰膝酸软无力，畏寒肢凉，四肢欠温，阳痿，下肢浮肿，甚则全身昏肿。

4.3 量化标准

4.3.1 症状分级量化标准

症状	无（0分）	轻（1分）	中（2分）	重（3分）
口渴喜饮	饮水量稍增	饮水量较以往增加半倍以上	饮水量较以往增加1倍以上	口渴喜饮
多食易饥	饥饿感明显	餐前饥饿感难以忍耐	饥饿难忍，易伴低血糖反应	多食易饥
小便频多	尿量2～2.5L/d	尿量2.5～3L/d	尿量1日3L以上	小便频多
夜尿频多	1～2次/夜	3～4次/夜	一夜小便4次以上	夜尿频多
大便不爽	大便黏滞	大便黏滞，排之不净	大便黏滞，需连续2次排便	大便不爽
大便干燥	排便硬而费力	大便干结，2～3天一行	大便干结，3天以上一行	大便干燥
大便频多	大便不成形	大便稀软，1天2～3次	大便稀软，1天3次以上	大便频多
心烦	偶尔发生	烦躁不宁	烦躁不宁，难以入寐	心烦
手足心热	手足心热	手足心热，喜露衣被外	手足握凉物方舒	手足心热
脘腹胀	进食后脘胀	进食后脘胀、腹胀	持续脘胀、腹胀，或伴胸闷	脘腹胀
头身困重	头身欠清爽	头身沉重，懒活动	头身沉重，嗜卧	头身困重
倦怠乏力	不耐劳力	可坚持轻体力劳动	勉强支持日常活动	倦怠乏力
气短懒言	劳累后气短	一般活动即气短	懒言，不活动也气短	气短懒言
心悸	偶尔发生	常发生，持续时间短	常发生，持续时间长	心悸
失眠	少寐易醒	难入寐，易醒	彻夜难眠	失眠
健忘	偶可忆起	难以回忆	转瞬即忘	健忘
腰背痛	劳累后腰痛	持续性腰困痛	持续性腰背困痛	腰背痛
腰膝酸软	腿软难以久立	持续腰膝酸软，可日常活动	腰膝酸软，喜卧	腰膝酸软
手足畏寒	肢端不温	肢端寒凉，身畏寒	肢冷畏寒，得温难减	手足畏寒
多汗	活动后多汗	不活动也易出汗	平素汗湿衣被	多汗
浮肿	晨起颜面浮肿	下肢持续肿	四肢持续肿胀	浮肿
胸胁痛	胸胁偶尔刺痛	胸胁阵发刺痛牵及肩胛	胸胁阵发痛牵及肩胛伴胸憋	胸胁痛
肢体麻木	肢端发麻	持续麻木仅限于手足	膝以下或肘以下持续麻木	肢体麻木
肢体疼痛	肢端偶刺痛	肢端持续刺痛	肢端持续刺痛，难以入寐	肢体疼痛

4.3.2 辨证分型表

土家医分型	主症	土家医分型症状		症状百分比
热盛津伤证		脘腹胀满	□无 □有	
		心烦易怒	□无 □有	
		溲赤便秘	□无 □有	
		舌干红，苔黄燥或苔少		
		脉滑数或弦细或细数	□无 □有	
痰（湿）热互结证 破骨风症		脘腹胀满	□无 □有	
		心烦口苦	□无 □有	
		大便干结	□无 □有	
		舌质淡红，苔黄腻，		
		脉弦滑	□无 □有	
气阴两虚证	口干喜饮、易饥多食、尿频多及身体渐瘦：□无 □有	神疲乏力，气短懒言	□无 □有	
		腰膝酸软，自汗盗汗	□无 □有	
		五心烦热，心悸失眠	□无 □有	
		纳差腹胀，大便溏薄	□无 □有	
		舌红少津，苔薄白或少苔，		
		弦细数或沉细	□无 □有	
肝肾阴虚证		眩晕耳鸣，多梦遗精	□无 □有	
		五心烦热，低热颧红	□无 □有	
		视物模糊，腰膝酸软	□无 □有	
		舌红，舌干瘦，少苔或苔薄白，		
		脉细或细数	□无 □有	
阴阳两虚		小便频数，浑浊如脂如膏，甚至饮一溲一	□无 □有	
		腰膝酸软无力，畏寒肢凉	□无 □有	
		神疲，耳轮干枯，面色黧黑	□无 □有	
		阳痿，下肢浮肿	□无 □有	
		舌质淡，苔白而干，		
		脉沉细无力	□无 □有	

证型判断依据：具备主症至少 3 项，辨证分型症状百分比达到 60% 者，即可诊断为该证型。

5 疗效评价标准

5.1 土家医证候疗效评价标准

治愈：症状改善率≥ 90%。

好转：90% ＞症状改善率≥ 30%。

未愈：症状改善率＜ 30%。

症状改善率：（治疗前症状积分－治疗后症状积分）/ 治疗前症状积分 ×100%。

T/CMAM30—2019 色迫聋证
（消化性溃疡）疗效评价标准

1 范围

本《标准》规定了色迫聋证（消化性溃疡）的诊断和疗效评价。

本《标准》适用于色迫聋证（消化性溃疡）的诊断和疗效评价。

2 规范性引用文件

下列文件中的条款通过本《标准》的引用而成为本《标准》的条款。凡是注明日期的引用文件，其随后的修改本均不适用于本部分。然而，鼓励根据本《标准》达成协议的各方进行研究并适时采用这些文件的最新版本。凡是不注明日期的应用文件，其公开发布的最新版本适用于本部分。

3 术语和定义

下列术语和定义适用于本《标准》。

中文名称：烂胃病（消化性溃疡）。

英文名称：Peptic Ulcer，PU。

土家语名称：色迫聋证（Ser per longx zenx）。

4 诊断标准

4.1 西医诊断标准

本病的西医诊断标准参照最新的相关标准。根据《临床诊疗指南——消化系统疾病分册》（中华医学会，人民卫生出版社，2011）诊断消化性溃疡。

4.1.1 临床表现

4.1.1.1 消化性溃疡的典型症状

疼痛部位：十二指肠溃疡在上腹部或偏右，胃溃疡在上腹部偏左。

疼痛性质及时间：空腹痛、灼痛、胀痛、隐痛。十二指肠溃疡有空腹痛、夜间痛，进食可缓解。胃溃疡饭后半小时后痛，至下餐前缓解。

发病规律：具有周期性和节律性，每年春秋季变化时发病。

诱因：饮食不当或精神紧张等。

4.1.1.2 其他症状：可伴有反酸、烧心、嗳气等消化不良症状。

4.1.1.3 体征：上腹部压痛，幽门梗阻时可见胃型及胃蠕动波，溃疡穿孔时可有局限性或弥漫性腹膜炎体征。

4.1.1.4 特殊类型的溃疡：包括幽门管溃疡、球后溃疡等，往往缺乏疼痛的节律性。极少数患者无症状。

4.1.2 胃镜检查及病理组织学检查

内镜下分期表现为：

4.1.2.1 活动期（active stage，A），又称"厚苔期"

A1 期：胃镜下见溃疡呈圆形或椭圆形，中心覆污秽厚苔，底部可见血凝块或裸露的血管，边缘不整，周围黏膜肿胀明显。

A2 期：胃镜下见溃疡覆盖清洁厚苔，溃疡边缘变得清晰，无出血，周边出现少量再生上皮，周围黏膜充血肿胀消退，并出现皱襞向溃疡中心集中的倾向。

4.1.2.2 愈合期（healing stage，H），又称"薄苔期"

H1 期：胃镜下见溃疡白苔开始缩小变薄，再生上皮明显，并向溃疡内部长入，溃疡边缘界限清晰，至底部的黏膜倾斜度变缓。

H2 期：胃镜下见溃疡苔进一步缩小，溃疡继续变浅、变小，几乎全部为再生上皮所覆盖，周围黏膜皱襞向溃疡集中，毛细血管集中的范围较白苔的面积大。

4.1.2.3 瘢痕期（scarring stage，S）

S1 期（红色瘢痕期）：胃镜下见溃疡白苔消失，溃疡表面继续被再生上皮修复，黏膜皱襞集中至溃疡中心，呈现红色新生黏膜，称"红色瘢痕期"。

S2 期（白色瘢痕期）：胃镜下见溃疡的新生黏膜由红色转为白色，溃疡面平坦，再生上皮余周围黏膜色泽、结构完全相同，皱襞集中不明显，有时不易与周围黏膜区别，称"白色瘢痕期"。

4.1.3 X 线钡餐检查

4.1.3.1 直接征象：龛影为钡剂填充溃疡的凹陷部分所形成，是诊断溃疡的直接征象。胃溃疡多在小弯侧，龛影呈圆形或椭圆形，位于胃轮廓之外，边缘整齐，周围可见皱襞呈放射状向溃疡集中。十二指肠球部前后壁的龛影常呈圆形密度增加的钡影，有时可见皱襞集中征象。

4.1.3.2 间接征象：胃溃疡对侧可见痉挛性胃切迹。十二指肠球部变形常表现为三叶草形和花瓣样。

4.1.4 幽门螺杆菌感染检查

如 HP 培养阳性，或组织学检查、快速尿素酶实验、13C（或 14C）尿素呼吸实验中任何二项阳性，可诊断为合并幽门螺杆菌感染。

4.1.5 其他检查

在排除非甾体相关性溃疡、恶性溃疡、胃泌素瘤等疾病基础上，可按下列标准诊断：

4.1.5.1 具有上述典型临床表现者为临床疑诊，安排进一步检查。

4.1.5.2 同时具备以上条件 4.1.1 和 4.1.2 中的任何一项或 4.1.3 项中的直接征象，可确诊本病。

4.1.6 完整的诊断

应包括疾病的临床类型、内镜下分期、是否合并幽门螺杆菌感染及并发症。

4.1.6.1 按临床类型分类：可分为胃溃疡或十二指肠溃疡，若溃疡同时发生在胃和十二指肠，则称为复合型溃疡。

4.1.6.2 按内镜下分期：分为活动期（A1、A2）、愈合期（H1、H2）、瘢痕期（S1、S2）。

4.1.6.3 是否合并幽门螺杆菌感染（HP）分为 HP 阳性和 HP 阴性溃疡。

4.1.6.4 并发症：上消化道出血、穿孔、幽门梗阻及癌变等。

4.2 证候诊断标准

依照土家医"看、问、脉、摸"四诊法，根据临床症状、腹症、舌脉象，将烂胃病分为三类。

4.2.1 热毒瘀阻证（杉格欤毒灭尔糯证，Saf geiv duf miev lof zenf）

胃脘灼辣，上腹胀，口干苦，大便不畅，得嗳气、矢气则舒。舌暗红，苔黄干，脉滑数。

4.2.2 肚胃虚弱证（麦聂色迫他司证，Mer ner ser per taf siv zenf）

腹痛隐隐，绵绵不休，喜温喜按，空腹痛甚，得食则缓，劳累或受凉后发作或加重，泛吐清水，神疲纳呆，四肢倦怠，手足不温，大便溏薄。舌淡，苔白，脉虚弱。

4.2.3 气滞反酸证（是司停阿匹匹阿汝证，Sif siv tenr ar piv piv av ruv zenf）

脘腹胀满，隐隐作痛，嗳气频作，呕吐酸水。舌淡苔白厚，脉弦。

4.3 量化标准

4.3.1 症状分级量化标准

症状积分	0	3	5	7	分值
胃脘疼痛		每天偶有胃脘疼痛（灼痛、刺痛），1小时内可自行缓解或进食后缓解，遇凉则发，得温则解	经常发生胃脘疼痛（灼痛、刺痛），程度能忍受，持续1～3小时可缓解	胃脘疼痛（灼痛、刺痛）较重，程度多不能忍受，每次持续＞3小时，需服药才能缓解	
腹胀		每天偶有上腹胀满，程度轻微，1小时内可缓解，不影响生活	经常腹胀，稍影响食欲和食量	明显腹胀，持续＞3小时，需服药才能缓解	
口干口苦		每天偶有口干口苦，欲饮，饮水量稍增，不影响进食	经常口干口苦，稍影响进食，饮水量增加	持续口干口苦，明显影响进食，饮水量明显增加	
嗳气		偶有嗳气，每天≤4次	经常嗳气，每日4～10次	频繁嗳气，每日＞10次	
恶心呕吐		偶有恶心，无物吐出，每天≤2次	经常恶心，每天3～4次，呕吐清水或食物残渣	明显恶心，每次多伴呕吐，吐出食物残渣，每天＞4次	
四肢倦怠乏力		偶有四肢倦怠，可坚持一般体力劳动	四肢疲软，不耐体力活动，勉强维持一般活动	四肢极其无力，不耐日常一般活动	
大便干结		大便干结难解，不费时，3天1次	大便干结难解，稍微费时，4～6天1次	大便干结难解，很费时，7天1次	

4.3.2 辨证分型表（在相应分值栏打√）:

分期	土家医分型	主症	土家医分型症状			症状百分比
活动期	热毒瘀阻证	胃脘灼辣： □无 □有 上腹胀： □无 □有 口干苦： □无 □有 大便不畅： □无 □有	脉滑数 腹热，按压痛甚 皮肤粗糙，干热 面部发黄 舌暗红，苔黄厚 口唇暗红	□无 □有 □无 □有 □无 □有 □无 □有 □无 □有 □无 □有		

续表

分期	土家医分型	主症	土家医分型症状			症状百分比
愈合期	肚胃虚弱证	腹痛： □无 □有 喜温喜按： □无 □有	空腹痛甚，得食则缓	□无	□有	
			泛吐清水	□无	□有	
			神疲纳呆	□无	□有	
			四肢倦怠	□无	□有	
			舌淡，苔白脉虚弱	□无	□有	
			手足不温	□无	□有	
			大便溏薄	□无	□有	
疤痕期	气滞反酸证	脘腹胀满： □无 □有 腹痛： □无 □有	嗳气频作	□无	□有	
			呕吐酸水	□无	□有	
			舌苔白厚，脉弦	□无	□有	

证型判断依据：具备主症至少 2 项，辨证分型症状百分比达到 60% 者，即可诊断为该证型。

5 疗效评价标准

治愈：临床症状、体征消失或基本消失，症状积分 0，临床症状改善率 ≥ 95%。

好转：临床症状、体征均有好转，治疗后比治疗前积分降低 1/3 以上，临床症状改善率 ≥ 30%，< 95%。

未愈：临床症状、体征均无明显改善，甚或加重，临床症状改善率 < 30%。

症状改善率（%）=（治疗前症状百分比−治疗后症状百分比）÷ 治疗前症状百分比 ×100%。

T/CMAM31—2019 波立得走胎
（蛋白质－能量营养不良）疗效评价标准

1 范围

本《标准》规定了波立得走胎（蛋白质－能量营养不良）的诊断和疗效评价。

本《标准》适用于波立得走胎（蛋白质－能量营养不良）的诊断和疗效评价。

2 规范性引用文件

下列文件中的条款通过本《标准》的引用而成为本《标准》的条款。凡是注明日期的引用文件，其随后的修改本均不适用于本部分。然而，鼓励根据本《标准》达成协议的各方进行研究并适时采用这些文件的最新版本。凡是不注明日期的引用文件，其公开发布的最新版本适用于本部分。

3 术语和定义

下列术语和定义适用于本《标准》。

中文名称：小儿走胎病（蛋白质－能量营养不良）。

英文名称：protein–energy malnutrition。

土家语名称：波立得走胎（Boxlie der zoux taix）。

4 诊断标准

4.1 西医诊断标准

4.1.1 病史

多有长期喂养不当或长期偏食、营养摄入不足病史。可有消化系统疾病（如腹泻、肠吸收不良综合征等）、先天畸形（如唇裂、腭裂）、急（慢）性传染病、反复呼吸道感染或慢性消耗性疾病（如肝炎、结核病、肠寄生虫病）、先天不足（如早产、多胎）等病史。

4.1.2 临床表现

最早出现的症状是食欲不振，体重不增，继之体重下降，皮下脂肪和肌肉逐渐减少或消失，皮肤干燥，苍白，逐渐失去弹性，久之可引起身长不增。严重者面颊部脂肪垫消失，皮肤皱褶松弛，干瘪似"老头"，头发干枯，四肢挛缩，腹部如舟状，或者可见外表似"泥膏状"，四肢水肿，体重下降并不明显，严重者可有多器官功能损伤。

4.1.3 辅助检查

4.1.3.1 血浆蛋白浓度降低：血浆总蛋白量大都在 50g/L 以下，血浆白蛋白大都在 30g/L 以下。

4.1.3.2 微量元素含量降低：如血清铁、锌、铜、钙、镁等含量降低，25–羟基维生素 D 降低。

4.1.3.3 血糖、血脂、血胆固醇及电解质水平有不同程度下降。

4.1.3.4 各种血清酶活性降低：如淀粉酶，脂肪酶，胆碱酯酶，转氨酶，碱性磷酸酶等活性下降，甚至丧失。

4.1.3.5 血象：血红蛋白降低比红细胞数减少明显，呈营养性缺铁性贫血、巨幼红细胞性贫血或两者兼有。

符合上述临床表现，结合辅助检查及病史在排除糖尿病、恶性肿瘤、甲状腺功能亢进症、遗传代谢性疾病等疾病基础上，可明确诊断。

4.1.4 完整的诊断

应包括病因分类、疾病的严重程度及并发症。

4.1.4.1 按病因分类

原发性营养不良：由于蛋白质和（或）热能摄入量绝对或相对不足所致。

继发性营养不良：继发于慢性消耗性疾病，反复呼吸道感染，慢性肠炎，唇裂，腭裂等。

4.1.4.2 按病情程度分度

临床分为3度，分度标准见下表：

	Ⅰ度（轻度）	Ⅱ度（中度）	Ⅲ度（重度）
体重比正常值减少	15%～25%	25%～40%	＞40%
腹壁皮褶厚度	0.8～0.4cm	＜0.4cm	消失
消瘦	不明显	明显	皮包骨样
皮肤	正常	干燥、松弛	苍白、干皱、无弹性
肌张力	基本正常	减低、肌肉松弛	低下、肌肉萎缩
身高	正常	低于正常1个标准差	低于正常2个标准差
精神状态	基本正常	不稳定、易疲乏、烦躁	萎靡、反应差、抑制与烦躁交替

4.1.4.3 并发症：营养性贫血、维生素及微量元素缺乏、感染、自发性低血糖等。

4.2 证候诊断标准

4.2.1 走花胎（卡普波立没迪 Kax pux box lir mer tif 多见于疾病初期）

主症：形体略见消瘦，饮食无味，爱吃酸腐之物，精神欠佳，性急易怒。苔薄微腻，脉细有力，指纹淡。

次症：面色萎黄少华，耳背后有一个花样小团，毛发稀疏成束，面部可见圆形、椭圆形或不规则形花斑；肚腹饱胀不适，走窜疼痛，大便干稀不调。

4.2.2 走猴胎（尔波立没迪 Ex box lir mer tif 多见于疾病中期）

主症：形体明显消瘦，四肢枯细，不欲饮食或善食易饥，精神烦躁不宁。舌质偏淡，苔多白腻，脉濡细而滑，纹紫滞。

次症：面色萎黄或面白无华，耳背后红筋扭团像猴，毛发稀疏成束易脱，肚腹胀大，甚则青筋暴怒；夜卧不宁或见挤眉弄眼、擦鼻、吮指磨牙，或嗜食生米、泥巴等异物；形神似猴，肠鸣泻肚，或大便不成形。

4.2.3 走鬼胎（阿叶波立没迪 Ax yer box lir mer tif 多于见疾病晚期）

主症：形体极为消瘦，杳不思食，精神萎靡。舌淡或光红少津，脉细弱无力，指纹色淡隐伏。

次症：耳背后筋上有一黑点，皮肤干枯，瘦削骨立，皮包骨头；肚凹如舟，面色㿠白，皮毛黯淡不泽，爪甲菲薄扁平；齿迟发焦萎，囟门难收，眼瞳黯无光，机巧神思不灵，短气少力，神情淡漠，目呆口钝，鸡盲；胆怯易惊，睡则露睛，啼哭无泪，或见肢体浮肿，或见紫癜、鼻衄、齿衄；水谷不化，泄泻不止或便秘。

4.3 量化标准
4.3.1 症状分级量化标准（在相应分值栏打√）

实验室检查积分	0分	5分	10分	15分	分值
		轻度	中度	重度	
实验室检查	正常	血浆蛋白浓度、血糖、血脂、电解质及各种血清酶活性基本正常，微量元素血清铁、锌、钙可正常或轻度下降，血红蛋白可正常或轻度下降	血浆总蛋白及白蛋白可正常或降低，常有血清铁、锌、钙等微量元素含量下降，血红蛋白下降呈轻-中度贫血	血浆蛋白浓度下降，微量元素含量降低，25-羟基维生素D下降，血糖、血脂及电解质水平有不同程度的下降，血红蛋白＜90g/L	
症状积分	0	1	2	3	
主症 消瘦	无	略见消瘦	明显	皮包骨样，极为消瘦	
主症 饮食	正常	饮食无味	不欲饮食	杏不思食	
主症 精神状态	正常	基本正常或性急易怒	不稳定，易疲乏，烦躁	反应差，抑制与烦躁交替	
次症 腹胀	无	腹稍胀	腹部膨胀，甚则青筋暴露	腹凹如舟	
次症 面色	红润	面色萎黄少华	面白无华	面色㿠白	
次症 毛发	正常	毛发稀疏成束	毛发稀疏成束易脱	毛发干枯	
次症 大便	正常	大便干稀不调	腹泻或大便不成型	腹泻不止或便秘	
次症 腹壁皮褶厚度	＞0.8cm	0.8～0.4cm	＜0.4cm	基本消失	
合计					

4.3.2 辨证分型表（在相应分值栏打√）

分期	土家医分型	主症	土家医分型症状		症状百分比
初期	走花胎	消瘦： □略见消瘦 □明显 □皮包骨样	面色萎黄少华 耳背后有一个花样小团 毛发稀疏成束 面部花斑 肚腹饱胀不适 大便干稀不调 苔薄微腻，脉细有力，指纹淡	□无 □有 □无 □有 □无 □有 □无 □有 □无 □有 □无 □有 □无 □有	

分期	土家医分型	主症	土家医分型症状			症状百分比
中期	走猴胎	饮食： □饮食无味 □不欲饮食 或善食易饥 □杳不思食	面色萎黄或面白无华 耳背后红筋扭团像猴 毛发稀疏成束易脱 肚腹胀大，甚则青筋暴怒 夜卧不宁 挤眉弄眼，擤鼻，吮指磨牙 嗜食生米，泥巴等异物 肠鸣泻肚或大便不成形 舌质偏淡，苔多白腻，脉濡细而滑， 纹紫滞	□无 □有 □无 □有 □无 □有 □无 □有 □无 □有 □无 □有 □无 □有 □无 □有 □无 □有		
晚期	走鬼胎	精神： □性急易怒 □精神烦躁， 易疲乏 □精神萎靡	面色㿠白 耳背后筋上有一黑点 肚凹如舟 皮毛黯淡不泽 齿迟发焦黄，囟门难收 胆怯易惊，睡则露睛 四肢浮肿 水谷不化，泄泻不止或便秘 紫癜、鼻衄、齿衄 舌淡或光红少津，脉细弱无力， 指纹色淡隐伏	□无 □有 □无 □有 □无 □有 □无 □有 □无 □有 □无 □有 □无 □有 □无 □有 □无 □有 □无 □有		

证型判断依据：具备主症至少 2 项，辨证分型症状百分比达到 60% 者，即可诊断为该证型。

5 疗效评价标准

治愈：体重增加，接近健康小儿正常体重，各种症状消失，实验室检查指标恢复正常，症状改善率≥90%。

好转：体重有所增加，精神、食欲及其他症状明显改善，临床症状改善率≥30%，＜90%。

未愈：体重不增，症状及体征均无明显改善，甚或加重，症状改善率＜30%。

症状改善率（%）=（治疗前症状积分－治疗后症状积分）/治疗前症状积分×100%。

T/CMAM32—2019 拍体克地
（肩周炎）诊疗评价标准

1 范围

本《标准》规定了拍体克地（肩周炎）的诊断和疗效评价。

本《标准》适用于拍体克地（肩周炎）的诊断和疗效评价。

2 规范性引用文件

下列文件中的条款通过本《标准》的引用而成为本《标准》的条款。凡是注明日期的引用文件，其随后的修改本均不适用于本部分。然而，鼓励根据本《标准》达成协议的各方进行研究并适时采用这些文件的最新版本。凡不注明日期的应用文件，其公开发布的最新版本适用于本部分。

《临床诊疗指南——骨科分册》（中华医学会，人民卫生出版社，2009）。

《土家医病症诊疗规范》（国家中医药管理局民族医药文献整理丛书，中国古籍出版社，2014）。

《中医病症诊断和疗效标准——中医骨伤科病症诊断疗效标准》（中国中医药管理局，中国中医药出版社，2012）。

3 术语和定义

下列术语和定义适用于本《标准》。

中文名称：肩膀痛病（肩周炎）。

英文名称：Shoulder Periarthritis，SP。

土家语名称：拍体克地（Pef tix kex dif）。

4 诊断标准

4.1 西医诊断标准

本病的西医诊断标准参照《临床诊疗指南——骨科分册》（中华医学会，人民卫生出版社，2009）。

4.1.1 可有肩部外伤史。

4.1.2 主要症状是逐渐加剧的肩部疼痛，伴有肩部功能活动障碍和僵硬，不同程度地影响生活和工作。

4.1.3 患者肩部肌肉萎缩，以三角肌萎缩最明显；压痛，压痛点在肩峰下滑囊、肱二头肌长头、喙突及结节间沟等处；外展、内外旋活动受限，部分患者可因上肢血液循环障碍出现手部肿胀、发凉。

4.1.4 X线检查可有骨质疏松征象，有时肩峰下有钙化影。肩关节造影见关节囊挛缩，下部皱褶消失等改变。

4.1.5 临床分期

粘连前期（早期）：主要表现为肩周部疼痛，夜间加重，甚至影响睡眠，肩关节功能活动正常或轻度受限。

粘连期（中期）：肩痛较为减轻，但疼痛酸重不适，肩关节功能活动受限严重，各方向的活动范围明显缩小，甚至影响日常生活。

恢复期（后期）：疼痛改善，肩关节功能活动改善。

4.2 土家医诊断标准

本病的土家医诊断标准参照《土家医病症诊疗规范》（国家中医药管理局民族医药文献整理丛书，中国古籍出版社，2014）。

4.2.1 肩膀周围疼痛，尤以夜间加重，劳累及天气变化可诱发；肩膀骨节活动功能障碍。

4.2.2 本病好发年龄在 50 岁左右，女性多于男性，右肩多于左肩，多见于体力劳动者。

4.2.3 肩膀周围肌肉有压痛，病程长者肌肉萎缩，外展活动明显受限。

4.2.4 X 线检查：肩榫诸骨无异常。

4.3 证候诊断标准

4.3.1 冷骨风湿证（鲁嘎务气起地，Lux gax wuf dif dix dif）

主症：肩部窜痛，遇风寒痛增，得温痛缓，畏风恶寒。舌淡，舌苔薄白或腻，脉弦滑或弦紧。

次症：肩部有沉重感。

4.3.2 气血瘀滞证（灭尔糯阿蒙，Miex lof af mongx）

主症：肩部疼痛，疼痛拒按，以夜间为甚。舌暗或有瘀斑，舌苔白或薄黄，脉弦或细涩。

次症：肩部肿胀、瘀斑。

4.3.3 筋脉虚损证（白柏得他司阿蒙，Ber bex der taf six af mongx）

主症：肩部酸痛，劳累后疼痛加重。舌淡少苔或舌苔白，脉细弱或沉。

次症：头晕目眩，气短懒言，心悸失眠，四肢乏力。

4.4 量化标准

以肩部疼痛及肩关节活动度为疗效评定的依据。

4.4.1 肩部疼痛变化评分

采用视觉模拟评分法（Visual Analogue Scale，VAS）或 VAT 法评价患者的疼痛变化，进行积分计算。

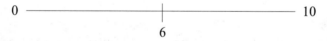

4.4.2 肩关节活动范围变化评分

使用卷尺和旋转测量角度盘测量肩关节内旋和外旋的角度，摸背实验和摸口（耳）实验，将以上 4 项指标测定结果按评分标准换算。具体见肩关节功能评定方案：

4.4.2.1 肩部活动功能评定指标

内旋：肩外展 90°，达不到 90°者采取最大外展。肘屈 90°，前臂旋后。将角度盘缚于前臂背面正中，将前臂被动转向中部进入肩内旋角度。

外旋：准备如上，将前臂旋向头部，进入肩外旋的度数。

摸背：正坐于凳上，反手用拇指端背面触及背中线，尽量向上移动，用卷尺测量指端至第七颈椎棘突之距离，以"cm"计。

摸耳（口）：正坐，头保持正直，举手屈肘，经头顶摸对侧耳，记录中指尖端触及处。

4.4.2.2 肩关节活动评分

分数	内旋（°）	外旋（°）	反手摸背（cm）	左手摸耳
0	0	0	57	左头外侧
10	10	10	52	左耳
20	20	20	47	左耳上方
30	30	30	42	左顶部
40	40	40	37	头顶中线
50	50	50	32	右顶部
60	60	60	27	右耳上方
70	70	70	22	右耳上 1/3
80	80	80	17	右耳中 1/3
90	90	90	12	右耳下 1/3

注：右手摸耳之结果将左右互换即可。

4.4.2.3 肩关节功能分级

功能级别	功能情况	4 项指标总分
0	极度受限	0～60
1	严重受限	60～120
2	显著受限	121～180
3	中度受限	181～240
4	轻度受限	241～300
5	正常	301～360

5 疗效评价标准

参照《中医病症诊断和疗效标准——中医骨伤科病症诊断疗效标准》中的肩周炎的疗效标准进行评价。

治愈：肩部疼痛消失，肩关节活动度范围恢复正常，临床症状改善率≥95%；或者疼痛评分 0 或肩关节活动评分＞300。

好转：肩部疼痛减轻，肩关节活动范围改善，临床症状改善率≥30%，<95%；或者疼痛评分＞0 或肩关节活动评分≤300。

未愈：症状无改善，甚或加重，临床症状改善率不足30%；或者疼痛评分达不到上述标准者。

症状改善率（%）=（治疗前症状百分比－治疗后症状百分比）÷治疗前症状百分比×100%。

T/CMAM33—2019 没朴拉地嘎
（带状疱疹）疗效评价标准

1 范围

本《标准》规定了没朴拉地嘎（带状疱疹）的诊断和疗效评价。

本《标准》适用于没朴拉地嘎（带状疱疹）的诊断和疗效评价。

2 规范化引用文件

下列文件中的条款通过本《标准》的引用而成为本《标准》的条款。凡是注明日期的引用文件，其随后的修改本均不适用于本部分。然而，鼓励根据本《标准》达成协议的各方进行研究并适时采用这些文件的最新版本。凡是不注明日期的引用文件，其公开发布的最新版本适用于本部分。

《临床诊疗指南 – 皮肤病与性病分册》（中华医学会，人民卫生出版社，2006）。

3 术语和定义

下列术语和定义适用于本《标准》。

中文名称：腰带疮（带状疱疹）。

英文名称：Herpes zoster。

土家语名称：没朴拉地嘎（Mer pur lax diefgas）。

4 诊断

4.1 西医诊断标准

4.1.1 病史

本病常见于中老年人，可因过劳、情绪波动、恶性肿瘤、糖尿病、免疫抑制剂治疗和器官移植等诱发。皮疹出现前常先有皮肤疼痛、麻木、瘙痒和感觉异常，可伴有低热、少食、倦怠等症状。

4.1.2 临床症状

典型的皮损是发生于红斑基础上绿豆到黄豆大小簇集成群的水疱，累累如串珠，周围绕以红晕，排列如带状，聚集一处或数处，疱群之间的皮肤正常。疱液初始透明，后变浑浊，重者可有血疱或坏死。经 5 ～ 10 天疱疹干燥结痂，痂皮脱落后，遗留暂时性淡红色斑或色素沉着，愈后一般不留瘢痕。皮损好发于一侧胸胁、腰部或头面部，一般不超过正中线。患者自觉皮损局部疼痛明显，老年体弱者常常疼痛剧烈，常扩大到皮损范围之外，有的皮损消退后可遗留长期的神经痛。

4.1.3 特殊分型

少数病例仅出现红斑、丘疹，不发生典型水疱，亦有患者仅感觉皮损瘙痒，不产生疼痛。患恶性肿瘤、长期应用肾上腺皮质激素或免疫抑制剂、年老体质极差及患艾滋病等免疫功能低下的患者，疱疹可双侧同时出现或泛发全身，并可出现血疱、大疱甚至坏死，常伴有高热、肺炎、脑炎等，病情笃重。如病毒侵及眶上神经上支者（多见于老年人），疼痛剧烈，可累及角膜，形成溃疡性角膜炎，甚至引起全眼炎，导致失明。病毒也可侵犯面神经及听神经，表现为外耳道或鼓膜疱疹。膝状神经节受累同时侵犯面神经的运动和感觉神经纤维时，可出现面瘫、耳痛及外耳道疱疹三联征。

4.2 证候诊断标准

4.2.1 湿盛证（卡别列炸司证，Kax bies liex zaf six zenf）

主症：水疱明显，颜色淡红，疼痛或轻或重。舌淡红，苔黄腻，脉滑。

次症：渴不欲饮，食少腹胀，大便时溏。

4.2.2 热盛证（格欽细炸司证，Gein xif zaf six zenf）

主症：鲜红色水疱，灼热辣痛，疼痛难忍。舌质红，苔黄，脉弦或滑数。

次症：周身不适，发热，口苦咽干，烦躁易怒。

4.2.3 血瘀证（灭尔糯证，Miex lof zenf）

主症：水疱结痂，仍有阵发性刺痛，牵扯痛。舌淡，或紫暗，或有瘀斑，苔白或黄，脉沉或涩。

次症：胸胁胀满不适。

4.3 量化标准

4.3.1 症状分级量化标准

症状积分	0分	1～3分	4～6分	7～10分
疼痛	无	有轻微的疼痛，能忍受，生活不受困扰	疼痛并影响生活和睡眠，尚能忍受	疼痛程度剧烈，痛痒难受，影响生活及睡眠
症状积分	0分	1分	2分	3分
丘疱疹/水疱	无	数目<25个	25～50个	>50个
糜烂	无	1～3处糜烂，或糜烂直径<5mm	4～6处糜烂，或糜烂直径5～10mm，轻度渗出	>6处糜烂，或糜烂直径>10mm，重度渗出
红斑/水肿	无	皮肤淡红	皮肤潮红，中度肿胀	明显的潮红，肿胀

4.3.2 辨证分型表

土家医分型	主症	土家医分型症状		症状百分比
湿盛证	疼痛 □无 □有	食少腹胀	□无 □有	
		颜色淡红	□无 □有	
		伴渴不欲饮	□无 □有	
		大便时溏	□无 □有	
		舌淡红、苔黄腻、脉滑	□无 □有	
热盛证	水疱 □无 □有	发热，周身不适	□无 □有	
		口苦咽干	□无 □有	
		烦躁易怒	□无 □有	
		舌红、苔黄、脉弦或滑数	□无 □有	

土家医分型	主症	土家医分型症状		症状百分比
血瘀证	红斑 □无 □有	刺痛或牵扯痛	□无 □有	
		胸胁胀满不适	□无 □有	
		舌淡或紫暗，有瘀斑	□无 □有	
		苔白或黄、脉沉或涩	□无 □有	

证型判断依据：具备主症至少 2 项，辨证分型症状百分比达到 60% 者，即可诊断为该证型。

5 疗效评价标准

治愈：皮疹消退，临床体征消失，无疼痛后遗症，症状改善率 =100%。

好转：皮疹消退约 30%，疼痛明显减轻，症状改善率 ≥ 30%。

未愈：皮疹消退不足 30%，仍有疼痛，症状改善率 ≤ 30%。

症状改善率：（治疗前症状积分—治疗后症状积分）/ 治疗前症状积分 ×100%。

T/CMAM34—2019 窝嘎夺辽
（毒蛇咬伤）疗效评价标准

1 范围

本《规范》规定了窝嘎夺辽（毒蛇咬伤）的诊断和疗效评价。

本《规范》适用于窝嘎夺辽（毒蛇咬伤）的诊断和疗效评价。

2 规范性引用文件

下列文件中的条款通过本《标准》的引用而成为本《标准》的条款。凡是注明日期的引用文件，其随后的修改本不适用于本部分。然而，鼓励根据本《标准》达成协议的各方进行研究并适时采用这些文件的最新版本。凡是不注明日期的引用文件，其公开发行的最新版本适用于本部分。

《中华人民共和国中医行业标准——中医病证诊断疗效标准》（国家中医药管理局，中国中医药出版社，2016）。

3 术语和定义

下列术语和定义适用于本《标准》。

中文名称：毒蛇咬伤。

英文名称：Snake bite。

土家语名称：窝嘎夺辽（Wox gax duor liaor）。

4 诊断标准

4.1 西医诊断标准

4.1.1 临床表现

4.1.1.1 有毒蛇咬伤史。

4.1.1.2 分型

神经毒：咬伤处牙痕较小，局部不红不肿，无渗液，不痛或微痛，或麻木，所导向的淋巴结可有肿大和触痛，常易被忽视而得不到及时处理。全身症状主要表现为神经系统的损害，多在咬伤后1～6小时出现。轻者出现头晕，乏力，眼睑下垂，张口不利，咽痛，腹痛，呕吐，全身肌肉疼痛等；严重者出现瞳孔散大，视物模糊，语言不清，流涎，牙关紧闭，吞咽困难，肌肉阵挛或抽搐，昏迷，呼吸减弱或停止，血压下降，最后呼吸麻痹而死亡。

血循毒：咬伤处牙痕粗大，伤口常流血不止，剧痛或灼痛，肿胀蔓延迅速，皮下青紫或瘀斑，起水疱、血疱，局部淋巴结肿大和触痛，有的伤口短期内可发生组织溃烂、坏死。全身症状主要表现为血液循环系统的损害，轻者出现恶寒发热，胸闷，心悸，气促，视物模糊，全身肌肉酸痛，皮下或内脏出血，继而出现贫血、黄疸等；严重者可出现面色苍白，手足厥冷，烦躁不安，谵语，呼吸困难，血压下降，甚至休克、循环衰竭而死亡。

混合毒：咬伤处牙痕粗大，伤口疼痛逐渐加重，可伴有麻木感，周围皮肤迅速肿胀，可扩展至整个肢体，皮下青紫，可有水疱、血疱。严重者伤口迅速变黑坏死，形成溃疡，有相应的淋巴结肿大和触痛。全身症状主要表现为神经和血液循环系统的损害，轻者出现头晕头痛，恶寒发热，眼睑下垂，复视，视物模糊，张口及吞咽困难，颈项强硬，全身肌肉酸痛，恶心呕吐；严重者可出现胸闷，呼吸困难，烦躁，昏迷，酱油色血尿，少尿，无尿等，甚至因循环、呼吸、肾功能衰竭而死亡。

4.1.2 辅助检查

三大常规检查，生化检查，出凝血功能检查，血气分析，心电图检查，肌电图检查等。

4.1.3 具体诊断标准

4.1.3.1 有毒蛇咬伤史。

4.1.3.2 被咬伤部位疼痛，或局部麻木，伤肢肿胀，2～3天后最为严重。

4.1.3.3 咬伤部位有牙痕，典型病例有两点大而深的牙痕，其周围可出现血疱、水疱、瘀斑。

4.1.3.4 可有发烧、头昏、嗜睡、复视等表现。严重者可出现视物不清，听力下降，神志不清，吞咽困难，流涎水，瞳孔散大或皮下、内脏出血。

综合临床、实验室检查，可诊断毒蛇咬伤。

4.2 证候诊断标准

4.2.1 热书毒证（Ref sux duf zenf 风毒证）

毒蛇咬伤后，伤处一般不出血、不红、不肿、疼痛轻，有麻木感；全身渐见口角流涎，张口困难，语言不清，呼吸急促。眼睑下垂，有复视，表情淡漠等。舌质红，舌苔薄白，脉弦数。

4.2.2 米毒证（Mix dur zenf 火毒证）

毒蛇咬伤后，伤处剧痛，伤口出血，皮肤有血疱瘀斑，伤肢水肿；全身有发热，少尿或无尿，心慌头晕，三元脏器及五窍出血。舌质红，舌苔黄，脉滑数。

4.2.3 热书米毒证（Ref sux mix dux zenf 风火毒证）

毒蛇咬伤后，临床上具有风毒与火毒两种症状。

5 疗效评价标准

治愈：全身与局部症状消失，伤口愈合，伤肢功能恢复。

好转：全身与局部症状减轻，伤口未完全愈合。

未愈：全身与局部症状无改善。

T/CMAM35—2019 杆骨八提鲁嘎壳
（桡骨远端骨折）疗效评价标准

1 范围

本《标准》规定了杆骨八提鲁嘎壳（桡骨远端骨折）的诊断和疗效评价。

本《标准》适用于杆骨八提鲁嘎壳（桡骨远端骨折）的诊断和疗效评价。

2 规范性引用文件

下列文件中的条款通过本《标准》的引用而成为本《标准》的条款。凡是注明日期的引用文件，其随后的修改本均不适用于本部分。然而，鼓励根据本《标准》达成协议的各方进行研究并适时采用这些文件的新版本。凡是不注明日期的引用文件，其公开发布的最新版本适用于本部分。

《中华人民共和国中医院行业标准》《中医病症诊断治疗标准——中医骨伤科病症诊断疗效标准》（国家中医药管理局，中国中医药出版社，2012）。

《土家医病症诊疗规范》（中医古籍出版社，2014）。

《临床诊疗指南——骨科学分册》（中华医学会，人民卫生出版社，2009）。

3 术语和定义

下列术语和定义适用于本《标准》。

汉文名称：桡骨远端骨折。

英文名称：distal radius fracture。

土家语名称：杆骨八提鲁嘎壳。

杆骨八提鲁嘎壳是指距桡骨下端关节面 2～3cm 以内的骨折。桡骨远端骨折主要发生在 6～10 岁和 60～75 岁两个年龄段，在 6～10 岁阶段，男女发病率没有显著性差异；在 60～75 岁阶段。女性患者明显比男性患者增多。从发生的原因看，在 6～10 岁阶段，主要是高能量损伤引起，与年轻患者的骨骼发育有相关性，而在 60～75 岁阶段，低能跌伤较多，其原因与高龄及女性绝经后的骨质疏松相关。

4 诊断标准

4.1 西医诊断标准

参照《临床诊疗指南——骨科分册》（中华医学会，人民卫生出版社，2009）。

4.1.1 有跌倒用手掌撑地的病史；或有腕关节掌屈着地而受伤病史。

4.1.2 伤后腕部疼痛并迅速肿胀，常波及手背及前臂下 1/3，腕关节活动功能部分或完全丧失，手指做握拳动作时疼痛加重，暴力轻时，骨折嵌插而无明显移位，畸形不明显。

伸直型桡骨远端骨折：移位严重者，腕掌侧隆起，而其远侧向腕背侧突出，从侧面可见典型"餐叉样"畸形；骨折远端向桡侧移位并有缩短移位时，桡骨茎突上移至尺骨茎突同一水平甚至高于尺骨茎突的平面，从手掌正面观见腕部横径增宽和手掌移向桡侧，呈"枪刺状"畸形。

屈曲型桡骨远端骨折：移位严重的呈"锅铲样"畸形，骨折远端向掌侧移位，有时掌侧骨皮质粉碎形成骨折，碎骨块移向屈肌鞘管，压迫腕管，刺激正中神经，产生感觉障碍。

桡骨远端背侧缘骨折：较少见，属于关节内骨折，伴有背侧腕关节半脱位或脱位，腕掌侧触之有空虚感，骨折端有时可触及移位的骨折块。临床检查桡骨远端有压痛，可触及移位的骨折端可有骨擦音。伴有三角纤维复合体损伤或下尺桡关节脱位的患者，尺骨茎突可有压痛或向背侧移位。

桡骨远端掌侧缘骨折：极少见，属于关节内骨折，伴有掌侧腕关节半脱位或脱位，腕背侧触之有空虚感，骨折端有时可触及移位的骨折块。临床检查桡骨远端有压痛，可触及移位的骨折端可有骨擦音。

4.1.3 X线检查

即可明确骨折的部位和移位情况，并可作为复位的依据。常规摄前臂包括腕关节的正侧位X线片可确诊。典型的伸直型桡骨远端骨折移位表现为以下几点：桡骨远端骨折块向背侧移位；桡骨远端骨折块向桡侧移位；骨折处向掌侧成角；桡骨短缩，骨折处背侧骨质嵌入或粉碎骨折；桡骨远端骨折块旋后；正位片示尺偏角小于20°，侧位片上示掌倾角小于10°。典型的屈曲型桡骨远端骨折X线片表现是桡骨远折端连同腕骨向掌侧、近侧移位，尺骨茎突可发生骨折。很少有嵌入骨折，掌侧骨皮质常有粉碎骨折块，骨折块旋转，桡骨短缩。背侧缘骨折典型X线表现为骨折位于桡骨远端背侧缘或掌侧缘，骨折块较大时常与腕关节一起向掌侧或背侧半脱位。X线片上常见合并有尺骨茎突骨折，骨折的尺骨茎突不同程度的分离，严重者向桡侧移位。如果无尺骨茎突骨折，而桡骨远折端向桡侧移位明显时，说明有三角软骨盘的撕裂。

对于关节面粉碎严重者可做CT检查，以了解关节面损伤情况。

由于受伤的姿势、外力的轻重和方向不同，骨折的具体表现也有所不同。有的骨折以移位为主；有的以嵌压为主；有的背侧缘有一较大的蝶形骨折片；有的为粉碎骨折，骨折线通入关节；有的骨折线位置很低，距离关节面仅0.5～1cm。这些特点在整复时应予以注意。

4.2 诊断标准

参照《土家医诊疗规范》（国家中医药管理局民族医药文献整理丛书，中医古籍出版社，2014）及中医诊断标准，即中华人民共和国中医药行业标准《中医病证诊断疗效标准》。

4.2.1 有外伤史，多为间接暴力所致。

4.2.2 伤后腕关节周围肿胀，疼痛，前臂下端畸形，压痛明显，腕关节活动功能障碍。

4.2.3 X线摄片检查可明确诊断。

4.3 分型、分期诊断标准

4.3.1 分型诊断标准

伸直型：骨折表现远端骨折向背侧和桡侧移位；骨折处向掌侧成角；桡骨缩短；骨折处背侧骨质嵌入或粉碎骨折，掌倾角和尺倾角减小或成负角；有时可合并尺骨茎突骨折。

屈曲型：骨折表现为远端骨折块向掌侧和桡侧移位，骨折处向背侧成角。

背侧缘及掌侧缘骨折表现为腕关节半脱位或脱位，骨折通过关节面。

4.3.2 辨证分期诊断标准

4.3.2.1 早期

伤后1～2周，肌肉、筋脉受损，血离经脉，瘀积不散，其主症是气血凝滞而产生的局部肿胀、疼痛。

4.3.2.2 中期

伤后3～4周，虽损伤症状改善，肿胀瘀阻渐趋消退，疼痛逐步减轻，但瘀阻去而未尽，疼痛减而未止。

4.3.2.3 后期

受伤 4 周后，瘀肿已消，但筋骨尚未坚实，功能尚未完全恢复，气血亏损，体质虚弱。

5 疗效评价标准

参照《中医病证诊断疗效标准》（中国中医药管理局，中国中医药出版社，2012）进行评定：

治愈：骨折对位满意，有连续性骨痂形成，局部无明显畸形，无疼痛肿胀功能完全或基本恢复，或腕掌屈、背伸及前臂旋转受限在 15°以内。

好转：骨折对位欠佳，局部轻度疼痛，轻度畸形，腕背伸、掌屈及前臂旋转受限在 45°以内。

未愈：骨折不愈合或畸形愈合，压痛、叩击痛存在，功能障碍。

土家医常见病护理规范
T/CMAM T36—43—2019

目　次

前　言

　　《土家医常见病护理规范》（以下简称《规范》），分别为热书卡别列证（风湿性关节炎）、泽阿劳（糖尿病）、色迫聋证（消化性溃疡）、波立得走胎（蛋白质 - 能量营养不良）、拍体克地（肩周炎）、没朴拉地嘎（带状疱疹）、窝嘎夺辽（毒蛇咬伤）、杆骨八提撸嘎壳（桡骨远端骨折）等 8 个部分。

　　本《规范》由中国民族医药学会提出并发布。

　　本《规范》由国家中医药标准化委员会归口。

　　本《规范》主要起草单位：湘西土家族苗族自治州民族中医院（湖南省民族中医医院）、重庆市黔江区中医院。

　　本《规范》主要起草人：谭晓文、李萍、彭鸿、简银菊、彭平、李云、印娟、龙贵梅、向芯叶、麻春琴、高姣艳、田英、张学凤、许冉、李杏、田敏、孙岚岚、黄希、吴仙菊、吴兴梅、王盈君、杨蓉、吴婷、杨林英、卢敏、麻皎卉、田玉玲、尚孟依、唐兰萍。

引　言

　　《土家医常见病护理规范》（以下简称《规范》），编写目的在于规范土家医常见病的护理行为，充分发挥土家医护理特色优势，提高护理效果，为土家医常见病临床护理的科学性、实用性、指导性提供参考依据，对广大土家医护理工作者学习掌握土家医护理技术方法、促进土家医护理的深入研究与开发推广具有良好的现实意义。

　　本《规范》是中国民族医药学会 2016 年立项的民族医药标准化项目之一。2016 年启动，在参阅国家中医药管理局 2013—2015 年相继发布的 52 个病种护理方案试行版的基础上，组成专家委员会制定了"风湿性关节炎"等 8 个土家医常见病种的护理规范。

　　本《规范》从护理学的特点出发，通过田野调研及文献检索、护理临床论证等方法对土家医 8 个常见病证的护理方案进行规范，分别从疾病的常见证候要点、常见症状 / 辨证施护、土家医特色治疗护理、健康指导、护理难点及护理效果评价等 6 个方面进行研究论证后形成，并在每个病种后附《土家医护理效果评价表》。附录部分主要载录了土家医技术应用注意事项、土家药应用注意事项、《土家医护理效果评价表》及《土家医护理技术效果评价表》填表说明。《规范》中体现土家医的辨证分型及其证候的辨证施护，简明实用，可操作性强，符合医疗法规和法律要求，具有指导性、普遍性和可参照性，可作为临床实践护理工具用书，适用于土家医护理、教学、科研和相关管理工作者。

　　在制订土家医常见病护理规范时，注重以土家医理论为指导的辨证施护为基础，以保留土家医特色护理技术个性为特点。通过查阅整理土家医药古籍文献（含口述资料）和土家医药近现代文献，并通过田野调研，与民间药匠深入交流，收集整理民间药匠们多年积累的服侍经验、心得，进行归纳总结。重点收集整理了"热书卡别列证"等 8 个土家医常见病的服侍方法、特色服侍技术、学术思想、病因病机、诊断、证候的论述、药物治疗、非药物疗法等，为起草护理规范提供文献依据。同时，我们积极开展了临床观察性、实验性研究等临床论证工作，开展土家医特色护理技术应用现状调查、护理疗效病例对照研究，对每一个纳入护理规范中的特色护理技术的疗效可靠性和安全性反复进行了论证，力求做到有理有据、准确实用，与临床紧密结合，在护理疗效评价指标上尽可能实现客观量化，以确保临床良好的实用性和可操作性。

　　在文献研究与临床论证基础上，组织专家起草土家医热书卡别列证等 8 个病证的护理规范草案。其间组织了以土家医药标准研究推广基地、中国民族医药学会土家医药分会标准化技术委员会、中国民族医药学会标准化委员会（土家医药委员）等专家多轮论证，拟定了基于辨证施护原则为基础的热书卡别列证等 8 个常见病的土家医护理规范。2017 年 12 月，中国民族医药学会土家医药标准化委员会组织同行专家，对热书卡别列证等 8 个优势病种的土家医护理技术规范进行论证。在综合专家建议的基础上，我们对《规范》进行了修改，形成了送审稿，于 2017 年 12 月 8 日报中国民族医药学会。

　　本《规范》得到国家中医药管理局、湖南省中医药管理局、中国民族医药学会、湘西土家族苗族自治州卫生健康委员会领导的高度重视和支持，相关专家提出了的宝贵意见与建议，在此一并表示感谢。

T/CMAM T36—2019
热书卡别列证（风湿性关节炎）土家医护理规范

1 常见证候要点

1.1 钻骨风证（鲁嘎穿地）

肢体关节疼痛，痛有定处，疼痛较剧；关节屈伸不利，遇寒明显加重；皮色不红，触之不热。舌淡红，苔薄白，脉弦。

1.2 肿痛风证（鲁嘎胡剥地）

肢体关节游走疼痛，局部发热、红肿，可涉及多个关节，得冷则痛减；或伴发热，恶风，口渴、烦躁不安。舌红，苔黄，脉浮数。

1.3 破骨风证（鲁嘎皮地）

肢体关节疼痛，屈伸不利，痛有定处，局部红肿，活动不便，肌肤麻木不仁，阴雨天加重；纳差，便溏，神疲体倦。舌淡红，苔白腻，脉滑。

2 常见症状／辨证施护

2.1 关节疼痛

2.1.1 评估关节疼痛的诱因、性质、程度、持续时间、部位及伴随症状，保持肢体功能位。

2.1.2 避免风寒湿邪侵袭，病室安排宜向阳、通风、干燥，注意肢体保暖。

2.1.3 急性期宜卧床休息，患肢制动，可垫一软枕以抬高患肢，不可负重，加强基础护理和生活护理。

2.1.4 遵医嘱予止痛剂，并观察用药后的效果和反应。

2.1.5 遵医嘱行外敷疗法、烧艾疗法、酒火疗法、推抹疗法、药筒滚熨疗法、雷火神针疗法等治疗，并观察治疗后的效果和反应，定期进行效果评价。（注：烧艾疗法、酒火疗法适用于钻骨风证、破骨风证）

2.2 关节肿胀

2.2.1 注意观察关节肿胀的部位、程度、持续时间、有无皮肤发红、肢体活动情况。

2.2.2 寒湿痹患者可行局部热敷，注意避免烫伤。

2.2.3 抬高患肢并制动，可在肿胀部位下垫一软枕，以减轻肿胀感。

2.2.4 遵医嘱行泡脚疗法、外敷疗法、雷火神针疗法等，并观察治疗后的效果和反应，定期进行效果评价。（注：泡脚疗法适用于钻骨风证、破骨风证）

2.2.5 关节明显肿痛的急性期患者应卧床休息，限制受累关节活动。

2.3 屈伸不利

2.3.1 评估肢体及关节活动受限的范围、持续时间等，必要时采取安全防护措施，防止跌倒及意外的发生。

2.3.2 鼓励患者起床后进行温水浴或热毛巾湿敷患部，可适度地活动关节；疼痛严重者，注意休息。

2.3.3 可对患部进行按摩，以促进局部血液循环，降低肌肉张力。

2.3.4 遵医嘱行烧艾疗法、泡脚疗法等，注意观察治疗后的效果和反应，注意防止烫伤，定期进行效果评价。（注：烧艾疗法、泡脚疗法适用于钻骨风证、破骨风证）

3 特色治疗护理

3.1 药物治疗

3.1.1 内服土家药（详见附录2）

3.1.2 外用药物

土家药方1：老姜30g，火葱30g，陈艾叶30g，白酒适量。上药捣烂如泥，与白酒在锅中炒热，外敷患处，1日换1～2次。

土家药方2：白蛇皮5g，六月花椒50g，马蜂窝50g，大血藤50g，生百部10g，乌梢蛇20g，海盐10g，白酒500g。将上药浸泡在白酒中，7天后外用，以药酒揉擦患处。

土家药方3：生草乌、生南星、山洋芋、蜂蜜、冰片、蜂房各适量，白酒500g。用白酒浸泡7天后外用。用针灸针（消毒）沾药酒，点刺患处，每日2次。

注：以上外用药方对酒精过敏患者禁用。

3.2 特色技术

3.2.1 外敷疗法 / 恶踏拍诊业拉（详见附录1）。

3.2.2 烧艾疗法 / 克尔思务诊业拉（详见附录1）。

3.2.3 酒火疗法 / 日尔米诊业拉（详见附录1）。

3.2.4 推抹疗法 / 波立是别诊矗细（详见附录1）。

3.2.5 药筒滚熨疗法 / 色提壳古俣踏捏西（详见附录1）。

3.2.6 雷火神针疗法 / 嘎他泽安额阿诊业拉（详见附录1）。

3.2.7 泡脚疗法 / 及爬泽补诊业拉（详见附录1）。

4 健康指导

4.1 生活起居

4.1.1 居处宜温暖向阳、通风、干燥，避风寒、潮湿，勿汗出当风，温湿度适宜。

4.1.2 注意关节局部保暖和保护，根据气候变化及时增减衣被。

4.1.3 用温水洗脸洗手，每日热水泡足；行走不便者，要注意防跌倒；长期卧床者，应定时更换体位，必要时可加护膝、护肘、护腕等，慎劳累。

4.1.4 风痹证病程长，恢复慢，应鼓励患者保持愉快的心情，调达全身气机，用积极乐观的人生态度对待疾病。

4.1.5 及时纠正不良的坐、立、行走、睡眠姿态体位，保持关节的功能位。

4.2 饮食指导

根据患者的营养状况和辨证分型的不同，科学合理指导饮食。饮食宜以优质高蛋白、高维生素、清淡可口、温热易消化之品为宜，少食辛辣刺激性食物及生冷油腻食物。注意补钙，戒烟酒，肥胖者注意控制体重。

4.2.1 钻骨风证

宜食牛肉、羊肉、生姜、茴香、山药等温中散寒，祛风利湿之品。忌食生冷，可适量饮用药酒。药膳方：乌头粥（生川乌、粳米、姜汁、蜂蜜）。

4.2.2 肿痛风证

宜食山楂、三七、薤白、荠菜、黑木耳等清热消肿、活血通络之品。

药膳方：薏米红豆粥（薏米、赤小豆）。

4.2.3 破骨风证

宜食黄芪、白术、赤小豆、青鱼等祛湿利水之品。

药膳方：参芪粥（黄芪、党参、炒薏米、炒扁豆、红枣、大米）。

4.3 情志护理

4.3.1 减轻患者的心理负担，使其能正确对待疾病。

急性期患者、急于求愈患者易产生焦虑情绪，要加以安慰，说明疾病的反复性、周期性，可采取支持性的心理疗法、松弛疗法等帮助患者树立战胜疾病的信心。

病情严重患者的情绪往往很低落，对治疗缺乏信心，医护人员应根据病情恰当解释，可用转移法、音乐疗法等增强患者治疗信心，积极配合治疗。

对于病情较轻或年纪较轻患者，遵医行为差，不注意保暖或不进行功能锻炼，可采取认知疗法，须讲清疾病的顽固性、反复性，正确对待疾病，促进康复。

4.3.2 争取家庭支持系统配合，增强治疗效果。

4.3.3 做好疼痛的心理护理，可采取转移法、放松法、支持疗法等，使疼痛得到改善。

4.3.4 做好失眠的心理护理，指导患者遵医嘱正确使用镇痛药。

4.3.5 指导患者保持积极向上的心态，维护好自身的正气。

5 护理难点

患者对疾病的顽固性、反复性认知程度不够，导致对本病的重视程度不足，依从性差。其解决思路如下：

5.1 向患者及家属讲解疾病的发生、发展与转归，使患者了解及早开展康复锻炼的重要性和必要性。

5.2 发放健康教育小册子，使患者掌握正确的生活方式、饮食调理等相关护理知识。

5.3 根据患者情况，做到因人施护，制订可行的康复锻炼方案，积极指导患者康复锻炼。

5.4 定期随访，调查患者的依从性，及时给予针对性的指导。

6 护理效果评价

6.1 热书卡别列证（风湿性关节炎）土家医护理效果评价表（表1）

表1 热书卡别列证（风湿性关节炎）土家医护理效果评价表

医院： ___　科室： ___　患者姓名： ___　入院日期： ___　出院日期： ___　住院天数： ___　电话号码： ___

性别： ___　年龄： ___　住院号： ___　文化程度： ___　证候诊断：钻骨风证□　肿痛风证□　破骨风证□　其他： ___

一、护理效果评价

主要症状	主要辨证施护方法	土家医护理技术	护理效果
关节疼痛□	1. 评估疼痛、活动度□ 2. 关节保暖□ 3. 活动指导□ 4. 止痛剂应用□ 5. 情志护理□（规范中无） 6. 其他护理措施：	1. 外敷疗法□ 应用次数： ___ 次，应用时间： ___ 天 2. 烧艾疗法□ 应用次数： ___ 次，应用时间： ___ 天 3. 酒火疗法□ 应用次数： ___ 次，应用时间： ___ 天 4. 推抹疗法□ 应用次数： ___ 次，应用时间： ___ 天 5. 药筒滚熨疗法□ 应用次数： ___ 次，应用时间： ___ 天 6. 雷火神针疗法□ 应用次数： ___ 次，应用时间： ___ 天 7. 其他： ___ 应用次数： ___ 次，应用时间： ___ 天	好□ 较好□ 一般□ 差□
关节肿胀□	1. 评估肿胀部位、程度□ 2. 局部热敷□ 3. 活动指导□ 4. 情志护理□（规范中无） 5. 其他护理措施：	1. 泡脚疗法□ 应用次数： ___ 次，应用时间： ___ 天 2. 外敷疗法□ 应用次数： ___ 次，应用时间： ___ 天 3. 雷火神针疗法□ 应用次数： ___ 次，应用时间： ___ 天 4. 其他： ___ 应用次数： ___ 次，应用时间： ___ 天	好□ 较好□ 一般□ 差□
屈伸不利□	1. 评估关节受限程度□ 2. 温水冷或热敷□ 3. 局部按摩□ 4. 情志护理□（规范中无） 5. 其他护理措施：	1. 烧艾疗法□ 应用次数： ___ 次，应用时间： ___ 天 2. 泡脚疗法□ 应用次数： ___ 次，应用时间： ___ 天 3. 其他： ___ 应用次数： ___ 次，应用时间： ___ 天	好□ 较好□ 一般□ 差□
其他□ （请注明）	1. 2. 3.		好□ 较好□ 一般□ 差□

二、护理依从性及满意度评价

评价项目	患者对护理的依从性			患者对护理的满意度		
	依从	部分依从	不依从	满意	一般	不满意
土家医护理技术 外敷疗法						
烧艾疗法						
酒火疗法						
推抹疗法						
药筒滚熨疗法						
雷火神针疗法						
泡脚疗法						
健康指导						
签名	/	/	/			

责任护士签名： 上级护士或护士长签名：

三、对本病土家医护理方案的评价

实用性强□ 实用性较强□ 实用性一般□ 实用□ 不实用□

改进意见：

四、评价人（责任护士）

姓名_____ 技术职称_____ 完成日期_____ 护士长签字_____

6.2 热书卡别列证（风湿性关节炎）土家医护理技术效果评价表（表2）

表 2 热书卡别列证（风湿性关节炎）土家医护理技术效果评价表

分级 症状	无（0分）	轻（2分）	中（4分）	重（6分）	实施前评价		实施后评价	
					日期	分值	日期	分值
关节 疼痛	无	疼痛轻、可耐受，有轻度 压痛，活动不受影响，基 本不影响工作	疼痛程度重，有中度压痛， 关节触之有皱眉，工作和 休息均受影响	疼痛程度剧烈，难以忍受， 有重度压痛，关节触之有 退缩，需要配合使用止痛 药物				
关节 肿胀	无	轻度肿胀，皮肤纹理变浅， 骨性标志明显	中度肿胀，皮肤纹理消失， 骨性标志不明显	重度肿胀，皮肤紧，骨性 标志消失				
屈伸 不利	无	关节活动轻度受限，关节 活动范围减少＜1/3	关节活动中度受限，关节 活动范围减少＞1/3	关节活动重度受限，关节 活动范围减少＞2/3				

T/CMAM T37—2019
泽阿劳（糖尿病）土家医护理规范

1 常见证候要点
1.1 热盛津伤证
口干咽燥，渴喜冷饮，易饥多食，尿频量多，身体渐瘦。舌干红，苔黄燥或苔少，脉滑数或弦细或细数。

1.2 痰（湿）热互结证
形体肥胖，腹部胀大，口干口渴，喜冷饮，饮水量多，脘腹胀满，易饥多食。舌质淡红，苔黄腻，脉弦滑。

1.3 气阴两虚证
咽干口燥，口渴多饮，神疲乏力，气短懒言，形体消瘦。舌红少津，苔薄白或少苔，脉弦细数或沉细。

1.4 肝肾阴虚证
小便频数，浑浊如膏，口干咽燥，形体消瘦。舌红，舌干瘦，少苔或苔薄白，脉细或细数。

1.5 阴阳两虚证
小便频数，浑浊如脂如膏，甚至饮一溲一，五心烦热，口干咽燥，神疲，耳轮干枯，面色黝黑。舌质淡，苔白而干，脉沉细无力。

2 常见症状／辨证施护
2.1 尿量增多
2.1.1 观察排尿次数、尿量及尿色。

2.1.2 嘱患者睡前少饮水。

2.1.3 指导患者饮食调理，适当进食芡实、枸杞等补肾之品。药膳方：芡实瘦肉汤。

2.2 口干多饮
2.2.1 保持病室空气温度、湿度适宜。

2.2.2 观察口干口渴的每日饮水量。

2.2.3 多食生津润燥类食物，如百合、西葫芦等，可选用新鲜芦根煎水代茶饮；口含乌梅，或饮用菊花玉竹茶、苦丁茶以缓解口干口渴。药膳方：凉拌黄瓜、蓝莓山药、葛根鱼汤。

2.3 多食易饥
2.3.1 询问饮食习惯及饮食量。宜选择混合餐，每餐进食种类包含主食、蔬菜、肉蛋类；粗细粮合理搭配，少食多餐，细嚼慢咽。

2.3.2 适当增加膳食纤维的摄入，如燕麦、芹菜、韭菜以增加饱腹感，延缓食物的吸收，稳定血糖。

2.3.3 观察记录身高、体重、腰围、臀围。

2.4 倦怠乏力
2.4.1 起居有时，避免劳累。

2.4.2 进食补中益气类食物，如山药、鱼肉、香菇等。药膳方：乌鸡汤、香菇木耳汤、山药炖排骨。

2.4.3 病情稳定者，适当运动，循序渐进。

2.4.4 遵医嘱予烧艾疗法，取穴足三里、关元、气海；或敷药疗法，取穴肾俞、脾俞、足三里，以调节脏腑气血功能。

2.5 肢体麻木、疼痛、肢冷

2.5.1 进食活血化瘀食物，如黄鳝、木耳等。药膳方：洋葱炒黄鳝。

2.5.2 遵医嘱予土家药方泡脚疗法，以祛风通络、活血通脉。

2.5.3 遵医嘱予双足推抹疗法，取穴足三里、阳陵泉、三阴交、涌泉等。

2.5.4 遵医嘱予敷药疗法，取穴涌泉。

2.6 视物模糊

2.6.1 注意视力变化，定期检查眼底，减少阅读、看电视、使用手机及电脑，宜闭目养神。

2.6.2 按摩睛明、四白、丝竹空等穴位以辅助通络明目。

2.6.3 遵医嘱予土家鲜药煎汁雾化以改善症状。

2.6.4 评估跌倒高危因素，落实防跌倒措施。

2.7 皮肤瘙痒

2.7.1 指导患者洗澡时忌使用刺激性强的皂液，洗后皮肤涂抹润肤露，穿棉质衣物，避免搔、抓、热水烫伤，修剪指甲。瘙痒甚者，遵医嘱予以清热湿洗剂，如苦参、苍术、黄柏、白花蛇舌草、连翘等煎汤外洗，亦可涂尿素乳膏以防止皮肤干燥。

2.7.2 饮食宜清淡，少食辛辣油腻及海鲜之品。

2.8 腰膝酸软

2.8.1 适当食用枸杞、黑豆等固肾之品。药膳方：韭菜炒虾仁、山药芡实瘦肉饮。

2.8.2 操练八段锦"两手攀足固肾腰"动作。

2.8.3 指导推抹腰部及双膝部，予烧艾疗法，选择肾俞、命门、关元、气海、三阴交等穴位。

2.8.4 遵医嘱予塞入疗法。

3 特色治疗护理

3.1 药物治疗

3.1.1 内服土家药（详见附录2）。

3.1.2 外用药物（详见附录2）。

3.1.3 注射用药：胰岛素治疗者的注射方法、部位正确，观察有无低血糖反应。

3.2 特色技术

3.2.1 烧艾疗法／克尔思务诊业拉（详见附录1）。

3.2.2 外敷疗法／恶踏拍诊业拉（详见附录1）。

3.2.3 泡脚疗法／及爬泽补诊业拉（详见附录1）。

3.2.4 推抹疗法／波立是别诊矗细（详见附录1）。

3.2.5 塞入疗法／握兔思翁 诊业细（详见附录1）。

4 健康指导

4.1 生活起居

4.1.1 环境温、湿度适宜，顺应四时，及时增减衣物。

4.1.2 起居有常，戒烟限酒。

4.1.3 保持眼、口腔、会阴、皮肤等部位的清洁卫生。

4.1.4 建立较完善的泽阿劳教育管理体系，通过健康大讲堂，小组式教育或个体化的饮食或运动指导，为患者提供生活方式干预和药物治疗的个体化指导。

4.2 饮食指导

总原则：总量控制、结构合理、每餐七八分饱，以素食为主，其他为辅。根据身高、体重、年龄、体力活动强度，计算每日的总热量，合理分配餐次。食盐摄入量限制在每天 6g 以内。伴有高血压、水肿者，每日摄入盐量不超过 2g；少食坚果类、油炸类食物及甜食；多食蔬菜及粗粮，补充足量的膳食纤维；水果必须在血糖控制良好情况下，才能少量食用，并注意种类选择（低糖指数为佳），食用水果时间宜在两餐之间即餐后 2 小时左右；平衡膳食，定时定量进餐。

4.2.1 热盛津伤证

宜食清利胃肠湿热之品，如芦荟、马齿苋、苦瓜、冬瓜、荞麦、燕麦片等。

药膳方：凉拌马齿苋、冬瓜炒竹笋、苦丁茶等。

4.2.2 痰（湿）热互结证

宜食开郁清热之品，如苦瓜、黄瓜、丝瓜、芹菜、莲子、银耳等。

药膳方：苦瓜山药烧豆腐、凉拌黄瓜、丝瓜炒蘑菇等。

4.2.3 气阴两虚证

宜食益气养阴之品，如瘦肉、蛋类、鱼肉、山药。

药膳方：皮蛋瘦肉粥等。

4.2.4 肝肾阴虚证

宜食滋阴降火之品，如甲鱼、老鸭、莲子、百合、银耳、茼蒿、枸杞子、桑椹等。

药膳方：菊花茶、枸杞茶、银耳莲子百合饮等。

4.2.5 阴阳两虚证

宜食温益肾阳，补肾滋阴之品，如牛肉、羊肉、虾仁、韭菜、猪胰、干姜、黑豆、黑芝麻等。

药膳方：韭菜炒虾仁、香菇木耳汤等。

4.3 运动指导

运动最佳方式为有氧运动与抗阻力锻炼相结合。有氧运动以节律性的中、低强度运动为佳，餐后 90 分钟进行运动为宜，运动持续 30～40 分钟，运动频次一周 3～7 天为宜。具体可视运动量强度而定，最佳每日锻炼 30 分钟。抗阻力训练以轻、中度强度肌肉运动，每周 2 次为宜。运动注意强度，预防低血糖。

4.4 情志护理

4.4.1 多与患者沟通，了解其心理状态，增强其战胜疾病的信心，保持乐观心态。

4.4.2 鼓励家属理解支持患者，避免不良情绪的影响。

4.4.3 组织形式多样、寓教于乐的病友活动，开展同伴支持教育，介绍成功的病例，鼓励参与社会活动。

4.4.4 应用中医七情归属，了解患者情志状态，指导采用移情易性的方法，分散患者对疾病的注意力，改变其不良习性。

5 护理难点

中老年泽阿劳患者对饮食、健康生活方式、用药知识依从性差。如中年泽阿劳患者工作繁忙，家庭、事业压力较大，应酬多；老年患者记忆力下降、听力、视力减退，接受新知识能力弱，易丧失信心；加之多年养成的生活习惯，不能很好地控制饮食；对药物作用、口服时间、方法及药物的半衰期不清楚，且易漏服药物，致血糖控制不理想。其解决思路如下：

5.1 针对患者的特点，如生活方式、文化程度等给予个性化指导，强调患者自我管理的重要性。

5.2 老年患者以少文字、多图片、大图片、近距离、反复强化等健康教育方式，以提高患者的依从性。

5.3 中年患者可利用平面、电视、网络媒体学习泽阿劳相关知识，养成健康的生活方式。

5.4 用日历、图标、时间表、定时器、单剂量储药盒等方式提醒患者按时服药。

5.5 用小卡片把患者常用的口服药标注服药的时间、次数、剂量。

5.6 建立通讯录，对患者进行随访并提供咨询服务。

6 护理效果评价

6.1 泽阿劳（糖尿病）土家医护理效果评价标准（表1）

医院：_____ 科室：_____ 患者姓名：_____ 床号：_____ 入院日期：_____ 出院日期：_____ 住院天数：_____ 电话号码：_____ 性别：_____

年龄：_____ 住院号：_____ 文化程度：_____ 证候诊断：热盛伤证□ 痰（湿）热互结证□ 气阴两虚证□ 肝肾阴虚证□ 阴阳两虚证□ 其他：_____

表 1 泽阿劳（糖尿病）土家医护理效果评价标准

一、护理效果评价

主要症状	主要辨证施护方法	土家医护理技术	护理效果
尿量增多□	1. 观察尿量频次□ 2. 饮食饮水指导□ 3. 其他措施：_____	1. 烧艾疗法□ 应用次数____ 应用时间____ 天 2. 推抹疗法□ 应用次数____ 应用时间____ 天 3. 敷药疗法□ 应用次数____ 应用时间____ 天 4. 其他：____ 应用次数____ 应用时间____ 天	好□ 较好□ 一般□ 差□
口干多饮□	1. 观察饮水量□ 2. 饮水指导□ 3. 其他措施：_____	1. 烧艾疗法□ 应用次数____ 应用时间____ 天 2. 推抹疗法□ 应用次数____ 应用时间____ 天 3. 其他：____ 应用次数____ 应用时间____ 天	好□ 较好□ 一般□ 差□
多食易饥□	1. 饮食指导□ 2. 记录身高、体重、腰围/臀围饮食□ 3. 其他护理措施：_____	1. 烧艾疗法□ 应用次数____ 应用时间____ 天 2. 推抹疗法□ 应用次数____ 应用时间____ 天 3. 敷药疗法□ 应用次数____ 应用时间____ 天 4. 其他：____ 应用次数____ 应用时间____ 天	好□ 较好□ 一般□ 差□
倦怠乏力□	1. 运动指导□ 2. 饮食指导□ 3. 其他护理措施：_____	1. 烧艾疗法□ 应用次数____ 应用时间____ 天 2. 推抹疗法□ 应用次数____ 应用时间____ 天 3. 敷药疗法□ 应用次数____ 应用时间____ 天	好□ 较好□ 一般□ 差□

续表

主要症状	主要辨证施护方法	土家医护理技术		护理效果
肢体麻木疼痛肢冷□	1. 运动指导□ 2. 皮肤护理□ 3. 其他：	1. 烧艾疗法□ 2. 推抹疗法□ 3. 泡脚疗法□ 4. 其他：	应用次数：____，应用时间：____天 应用次数：____，应用时间：____天 应用次数：____，应用时间：____天 应用次数：____，应用时间：____天	好□ 较好□ 一般□ 差□
视物模糊□	1. 眼部护理□ 2. 安全防护□ 3. 其他护理措施：	1. 烧艾疗法□ 2. 推抹疗法□ 3. 敷药疗法□ 4. 其他：	应用次数：____，应用时间：____天 应用次数：____，应用时间：____天 应用次数：____，应用时间：____天 应用次数：____，应用时间：____天	好□ 较好□ 一般□ 差□
皮肤瘙痒□	1. 皮肤护理□ 2. 饮食指导□ 3. 情志护理□ 4. 其他护理措施：	1. 烧艾疗法□ 2. 推抹疗法□ 3. 敷药疗法□ 4. 其他：	应用次数：____，应用时间：____天 应用次数：____，应用时间：____天 应用次数：____，应用时间：____天 应用次数：____，应用时间：____天	好□ 较好□ 一般□ 差□
腰膝酸软□	1. 运动指导□ 2. 饮食指导□ 3. 其他护理措施：	1. 烧艾疗法□ 2. 推抹疗法□ 3. 塞入疗法□ 4. 其他：	应用次数：____，应用时间：____天 应用次数：____，应用时间：____天 应用次数：____，应用时间：____天 应用次数：____，应用时间：____天	好□ 较好□ 一般□ 差□
其他□ （请注明）	1. 2. 3.			好□ 较好□ 一般□ 差□

二、护理依从性及满意度评价

评价项目		患者对护理的依从性			患者对护理的满意度		
		依从	部分依从	不依从	满意	一般	不满意
土家医护理技术	烧艾疗法						
	敷药疗法						
	泡脚疗法						
	推抹疗法						
	塞人疗法						
健康指导		/	/	/			
签名							

责任护士签名：   上级护士或护士长签名：

三、对本病土家医护理方案的评价

实用性强□ 实用性较强□ 实用性一般□ 不实用□

改进意见：

四、评价人（责任护士）

姓名 _____   技术职称 _____   完成日期 _____   护士长签字 _____

6.2 泽阿劳（糖尿病）土家医护理技术效果评价表（表2）

表2 泽阿劳（糖尿病）土家医护理技术效果评价表

分级症状	无（0分）	轻（2分）	中（4分）	重（6分）	实施前评估		实施后评估	
					日期	分值	日期	分值
尿量增多	尿量正常1~2L/d	尿量2~2.5L/d	尿量2.5~3L/d	尿量一日3L以上				
口干多饮	无	自觉口干，饮水量稍增	口干，饮水量比平常增多半倍以上，饮水后可缓解口干症状	口干明显，需要不断饮水，饮水量明显比平常增加一倍以上				
多食易饥	无	饥饿感明显	餐前饥饿难以忍受，食量明显增加	饥饿难以忍受，或食后即饥，易伴低血糖反应				
倦怠乏力	无	不耐劳动	可坚持轻体力劳动	勉强坚持日常活动				
肢体麻木	无	肢端发麻	持续麻木仅限手足	膝以下或肘以下持续麻木				
肢体疼痛	无	肢端偶刺痛	肢端持续疼痛	肢端持续疼痛，不能缓解，难以入寐				
肢体冷	无	肢端不温	肢端发凉，得温可缓解	肢冷畏寒，得温难减				
视物模糊	无	轻度视物模糊，不影响读写	轻度视物模糊，读写活动受影响，但不影响日常生活	视物模糊，严重影响日常活动				
皮肤瘙痒	无	偶有皮肤瘙痒	经常皮肤瘙痒	皮肤瘙痒难受，难以入寐				
腰膝酸软	无	腿软难以久立	持续腰膝酸软，可支持日常活动	腰膝酸软，程度重，喜卧				

T/CMAM T38—2019
色迫聋证（消化性溃疡）土家医护理规范

1 常见证候要点

1.1 热毒瘀阻证（杉格欸毒灭尔糯阿蒙）

胃脘灼辣，上腹胀，口干苦，大便不畅，嗳气、矢气则舒。舌暗红，苔黄干，脉滑数。

1.2 肚胃虚弱证（没色迫他司阿蒙）

腹痛隐隐，绵绵不休，喜温喜按，空腹痛甚，得食则缓，劳累或受凉后发作或加重，泛吐清水，神疲纳呆，四肢倦怠，手足不温，大便溏薄。舌淡，苔白，脉虚弱。

1.3 气滞反酸证（是司停阿匹匹阿汝阿蒙）

脘腹胀满，隐隐作痛，嗳气频作，呕吐酸水。舌淡，苔白厚，脉弦。

2 常见症状/辨证施护

2.1 肚胃痛

2.1.1 观察疼痛的部位、性质、程度、持续时间、诱发因素及伴随症状，出现疼痛加剧伴呕吐、寒热者，应立即报告医师，采取紧急处理措施。

2.1.2 急性发作时宜卧床休息，给予精神安慰；伴有呕吐或便血立即报告医师，指导患者暂禁饮食，避免运动及精神紧张。

2.1.3 根据证型，指导患者进行饮食调节，忌食辛辣、肥甘、煎炸之品或酗酒。

2.1.4 调摄情志，指导患者学习掌握情志转移方法，如吐纳、全身肌肉放松、听音乐等。

2.1.5 遵医嘱予外敷疗法，取穴中脘、胃俞、足三里、梁丘等。

2.1.6 遵医嘱予推抹疗法，取穴中脘、天枢、气海等。

2.1.7 遵医嘱予扑灰碗疗法，在患者的上腹、下腹，从左右、上下来回推动，治疗时间为每次15分钟。

2.1.8 遵医嘱予烧艾疗法，取穴中脘、气海、关元、足三里等。

2.1.9 遵医嘱予药筒滚熨疗法，取穴上脘、中脘、下脘、气海、关元、天枢。

2.1.10 遵医嘱予蛋滚疗法，用煮熟的蛋趁热置于患处，旋转滚动。

2.2 肚胃胀满

2.2.1 观察胀满的部位、性质、程度、时间、诱发因素及伴随症状。

2.2.2 鼓励患者饭后适当运动，保持大便通畅。

2.2.3 根据食滞轻重控制饮食，避免进食过饱。

2.2.4 保持心情舒畅，避免郁怒、悲伤等情志刺激。

2.2.5 遵医嘱予推抹疗法：顺时针推抹，每次15～20分钟，每日2～3次。

2.2.6 遵医嘱予外敷疗法，取穴胃俞、脾俞、肾俞、天枢、神阙、中脘、关元等。

2.2.7 遵医嘱予烧艾疗法，取穴神阙、中脘、下脘、建里、天枢。

2.2.8 遵医嘱予蛋滚疗法，用煮熟的蛋趁热置于患处，旋转滚动。

2.3 嗳气、反酸

2.3.1 观察嗳气、反酸频率、程度、伴随症状及与饮食的关系。

2.3.2 指导患者饭后不宜立即平卧，发作时宜取坐位，可饮用温开水；若空腹时出现，应立即进食，以缓解不适。

2.3.3 忌生冷饮食，少食甜、酸之品，戒烟酒。

2.3.4 指导患者慎起居、适寒温、畅情志，避免恼怒、抑郁。

2.3.5 遵医嘱予推抹疗法，取穴足三里、合谷、天突、中脘、内关等。

2.3.6 遵医嘱予烧艾疗法，取穴肝俞、胃俞、足三里、中脘、神阙等。

2.3.7 呕血、黑便者，按血症护理常规进行。

3 特色治疗护理

3.1 药物治疗

3.1.1 内服中药（详见附录2）。

3.1.2 注射给药（详见附录2）。

3.2 特色技术

3.2.1 外敷疗法／恶踏拍诊业法（详见附录1）。

3.2.2 推抹疗法／（波立是别诊矗细）（详见附录1）。

3.2.3 扑灰碗疗法／切被不次砍诊业拉（详见附录1）。

3.2.4 烧艾疗法／克尔思务诊业拉（详见附录1）。

3.2.5 药筒滚熨疗法／色提壳古傈踏捏西（详见附录1）。

3.2.6 蛋滚疗法／日阿列梯克尔诊业拉（详见附录1）。

4 健康指导

4.1 生活起居

4.1.1 病室安静、整洁、空气清新，温湿度适宜。

4.1.2 生活规律，劳逸结合，适当运动，保证睡眠。急性发作时，宜卧床休息。

4.1.3 指导患者养成良好的饮食卫生习惯，制定推荐食谱，改变不合理的饮食结构。

4.1.4 指导患者注意保暖，避免腹部受凉。根据气候变化，及时增减衣物。

4.1.5 避免使用致溃疡药物，如皮质类固醇激素、非甾体类药物。

4.1.6 指导患者和家属了解本病的相关知识，掌握控制疼痛的简单方法。

4.2 饮食指导

饮食总原则：饮食以质软、少渣、易消化、少量、多餐为原则。戒烟酒，忌浓茶、咖啡，忌食辛辣、肥甘、南瓜、甘薯、土豆等品。

4.2.1 热毒瘀阻证

进食清淡除湿的食物，如荸荠、报牙尺、马齿苋、赤小豆等。

药膳方：赤豆粥等。

4.2.2 肚胃虚弱证

进食温中健脾的食物，如猪肚、鱼肉、羊肉、鸡肉、桂圆、大枣、莲子、生姜（可苏）等。

药膳方：桂圆糯米粥等。

4.2.3 气滞反酸证

进食疏肝理气的食物，如香橼、佛手、桃仁、山药、萝卜、生姜（可苏）等。

药膳方：金橘山药粟米粥等。

4.3 情志护理

保持乐观心态，情绪稳定，勿喜怒、忧思过度。

4.4 并发症护理

4.4.1 胃痛持续不止、疼痛剧烈，或呕血黑便者，应卧床休息。注意呕吐物和大便的颜色性状。

4.4.2 出现呕血或黑便，而见面色苍白、冷汗时出、四肢厥冷、烦躁不安、血压下降时，应立即报告医师，积极配合抢救。

4.4.3 胃痛突然加剧，或伴呕吐、发热，或全腹硬满而疼痛拒按时，应立即报告医师，积极处理。

5 护理难点

患者不良生活和饮食习惯难以纠正。其解决思路如下：

5.1 利用多种方式宣传不良生活、饮食习惯的危害，向患者介绍本病的食疗及养生方法，鼓励患者建立良好的生活方式，提高依从性。

5.2 定期进行电话回访及门诊复查，筛查危险因素，进行针对性干预。

5.3 对目标人群进行定期追踪、随访和效果评价。

6 护理效果评价

6.1 色迫聋证（消化性溃疡）土家医护理效果评价表（表1）

表 1　色迫窒证（消化性溃疡）土家医护理效果评价表

医院：_____　科室：_____　床号：_____　电话号码：_____

性别：_____　年龄：_____　住院号：_____　文化程度：_____　住院天数：_____　其他：_____

患者姓名：_____　证候诊断：热毒瘀阻证□　肚胃虚弱证□　气滞反酸证□　其他：_____　入院日期：_____　出院日期：_____

一、护理效果评价

主要症状	主要辨证施护方法	土家医护理技术	护理效果
肚胃痛□	1. 评估疼痛□ 2. 活动指导□ 3. 饮食指导□ 4. 情志护理□ 5. 其他护理措施：	1. 外敷疗法□ 2. 推抹疗法□ 3. 扑灰碗疗法□ 4. 烧艾疗法□ 5. 药筒滚熨疗法□ 6. 蛋滚疗法□ 7. 其他： 　应用次数：___次，应用时间：___天 　应用次数：___次，应用时间：___天 　应用次数：___次，应用时间：___天 　应用次数：___次，应用时间：___天 　应用次数：___次，应用时间：___天 　应用次数：___次，应用时间：___天	好□　较好□ 一般□　差□
肚胃胀满□	1. 观察评估□ 2. 活动指导□ 3. 饮食指导□ 4. 情志护理□ 5. 其他护理措施：	1. 外敷疗法□ 2. 推抹疗法□ 3. 烧艾疗法□ 4. 药筒滚熨疗法□ 5. 蛋滚疗法□ 6. 其他： 　应用次数：___次，应用时间：___天 　应用次数：___次，应用时间：___天 　应用次数：___次，应用时间：___天 　应用次数：___次，应用时间：___天 　应用次数：___次，应用时间：___天	好□　较好□ 一般□　差□
嗳气，反酸□	1. 观察评估□ 2. 活动指导□ 3. 饮食指导□ 4. 情志护理□ 5. 其他护理措施：	1. 烧艾疗法□ 2. 推抹疗法□ 3. 其他： 　应用次数：___次，应用时间：___天 　应用次数：___次，应用时间：___天	好□　较好□ 一般□　差□
其他□ （请注明）	1. 2. 3.		好□　较好□ 一般□　差□

二、护理依从性及满意度评价

评价项目	患者对护理的依从性			患者对护理的满意度		
	依从	部分依从	不依从	满意	一般	不满意
土家医护理技术	外敷疗法					
	推抹疗法					
	扑灰碗疗法					
	烧艾疗法					
	药筒滚熨疗法					
	蛋滚疗法					
健康指导	/	/	/			
签名	责任护士签名:			上级护士或护士长签名:		

三、对本病土家医护理方案的评价

实用性强□ 实用性较强□ 实用性一般□ 不实用□

改进意见：

四、评价人（责任护士）

姓名 _____ 技术职称 _____ 完成日期 _____ 护士长签字 _____

6.2 色迫聋证（消化性溃疡）土家医护理技术效果评价表（表2）

表2 色迫聋证（消化性溃疡）土家医护理技术效果评价表

分级 症状	无（0分）	轻（2分）	中（4分）	重（6分）	实施前评估		实施后评估	
					日期	分值	日期	分值
肚胃疼痛	无	轻微肚胃疼痛时作时止不影响工作及休息	肚胃疼痛可忍发作频繁影响工作及休息	肚胃疼痛难忍持续不止，常需服止痛药缓解				
肚胃胀满	无	轻微肚胃胀满时作时止不影响工作及休息	肚胃胀满可忍发作频繁影响工作及休息	肚胃胀满难忍，持续不止，常需服理气消导药缓解				
嗳气反酸	无	偶有嗳气反酸	时有嗳气反酸	频频嗳气反酸				

T/CMAM T39—2019 波立得走胎
（蛋白质－能量营养不良）土家医护理规范

1 常见证候要点

1.1 走花胎（卡普波立没迪）

形体略见消瘦，饮食无味，爱吃酸腐之物，精神欠佳，性情易怒；面色萎黄少华，耳背后有一个花样小团，毛发稀疏成束，面部可见圆形、椭圆形或不规则形花斑，肚腹饱胀不适。舌淡，苔薄微腻，脉细有力，指纹淡。

1.2 走猴胎（尔波立没迪）

形体明显消瘦，四肢枯细，不欲饮食或善食易饥，烦躁不宁；面色萎黄，耳背后红筋扭团像猴，毛发稀疏成束易脱，肚腹胀大，甚则青筋暴怒；或见挤眉弄眼，吮指磨牙，形神似猴。舌质偏淡，苔多白腻，脉濡细而滑，指纹紫滞。

1.3 走鬼胎（阿叶波立没迪）

形体极为消瘦，杳不思食，精神萎靡；耳背后筋上有一黑点，皮肤干枯，瘦削骨立；肚凹如舟，面色㿠白；皮毛黯淡不泽，或见紫癜、鼻衄、齿衄，神情淡漠，目呆口钝，胆怯易惊；水谷不化，泄泻不止或便秘。舌淡或光红少津，脉细弱无力，指纹色淡隐伏。

2 常见症状／辨证施护

2.1 肚腹胀满

2.1.1 观察胀满的部位、性质、程度、时间、诱发因素及伴随症状。

2.1.2 鼓励患者饭后适当运动，保持大便通畅，避免进食过饱。

2.1.3 遵医嘱予翻背掐筋疗法。

2.1.4 遵医嘱予腹部推抹疗法：餐后顺时针摩腹，每次 15 ～ 20 分钟，每日 2 ～ 3 次。

2.1.5 遵医嘱予蛋滚疗法，将热蛋置于腹部，按顺时针反复滚动，蛋冷后换另一热蛋，每次 15 分钟。

2.1.6 关爱呵护患儿，避免恐吓、惊吓等情绪刺激。

2.2 纳谷不香

2.2.1 观察患儿饮食状况，注意口腔气味、伴随症状及舌苔变化，保持口腔清洁。

2.2.2 定期测量体重，监测有关营养指标变化并做好记录。

2.2.3 根据喜好进食，宜进高热量、优质蛋白、多维生素、易消化的饮食，忌肥甘厚味、煎炸之品，饮食忌过饱。

2.2.4 遵医嘱予穴位推抹疗法，取穴足三里、合谷、中脘等。

2.2.5 遵医嘱予提风疗法。

2.3 肠鸣泻肚

2.3.1 观察泻肚的次数、程度、时间、粪质、诱发因素及伴随症状。

2.3.2 注意腹部保暖，慎当风。

2.3.3 遵医嘱予腹部推抹疗法，顺时针方向推抹，取穴神阙、关元、中脘等。

2.3.4 遵医嘱予提风疗法。

2.3.5 遵医嘱予蛋滚疗法。

2.3.6 注意饮食调理，食物细软宜消化，少量多餐，忌生冷、硬固之品。

2.3.7 加强肛周护理，便后及时温水、软布擦拭，预防红臀。

2.4 干瘦

2.4.1 定期（每周）测量体重，遵医嘱定期监测血清白蛋白、血红蛋白等指标以了解患者营养状况。

2.4.2 指导家属为患儿准备可口食物，宜进食高蛋白、高热量、多维生素食物，少量多餐，勿过饱，忌生冷、油腻之品，必要时静脉输注营养物质。

2.4.3 创造良好的进餐环境，做好口腔护理。

2.4.4 遵医嘱予翻背掐筋疗法。

2.4.5 遵医嘱予推抹疗法，取穴足三里、气海、中脘等。

2.4.6 遵医嘱予提风疗法。

2.4.7 遵医嘱用三棱针挑四缝穴。

2.5 易怒易躁

2.5.1 观察患儿表情、语言和动作以评估患儿的情绪状态，通过转移患儿注意力缓解情绪，关爱呵护患儿，避免情绪刺激。

2.5.2 密切观察病情变化，评估患儿怒躁可能发生的危险因素，给予患儿保护性措施，避免坠床等危险。

2.5.3 遵医嘱行推抹疗法，取穴虎口、劳宫、合谷、风池等。

2.5.4 遵医嘱予翻背掐筋疗法。

2.5.5 遵医嘱予佩戴疗法。

2.5.6 指导家属及患儿，宜食富含氨基酸及维生素的调畅情志食物，如香蕉、菠菜、南瓜、樱桃、葡萄柚、鸡肉、低脂牛奶等。

3 特色治疗护理

3.1 药物治疗

3.1.1 内服土家药：土家药方"胖娃娃"。五谷虫 6g，曲子 5g，白獾油 6g。用法：五谷虫焙干，曲子研粉，用白獾油调匀，放锅中用火煎熟成块。根据辨证分型，遵医嘱口服内服药，1日1剂，每日2次分服，以温热服为宜。

3.1.2 **外用药物（详见附录2）**

3.2 特色技术

3.2.1 翻背掐筋疗法 / 坡尔体克尔阿汝筋克欤尺诊业拉（详见附录1）。

3.2.2 推抹疗法 / 波立是别诊矗细（详见附录1）。

3.2.3 蛋滚疗法 / 日阿列梯克尔诊业拉（详见附录1）。

3.2.4 提风疗法 / 波立日尔书底底诊业拉（详见附录1）。

3.2.5 针挑疗法 / 安额阿挑捏西拉（详见附录1）。

3.2.6 烧灯火疗法 / 特尔特米务诊业拉（详见附录1）。

3.2.7 佩带疗法 / 色块剥诊业拉（详见附录1）。

4 健康指导

4.1 生活起居

4.1.1 科学喂养，适当运动，晒太阳，增强机体抵抗力，随气候变化增减衣物，避免腹部受凉。

4.1.2 加强皮肤、口腔黏膜护理，防止压疮及口疮发生。

4.1.3　观察患儿体重、二便，注意小儿有无咬牙吮指、揉眉挖鼻行为；患儿乳食须定时定量，不宜过饱，勿过食肥甘油腻、生冷之品，提倡母乳喂养。不在夏季隔奶，注意餐具卫生。

4.2　饮食指导

4.2.1　走花胎

注意食物的色、香、味搭配，根据患儿喜好，选择易消化、营养丰富食物，如米汤、莲子、芡实、猪肉、牛奶、新鲜果蔬等。

药膳方：鸡内金粥、土鸡蛋羹、瘦肉蔬菜汤等。

4.2.2　走猴胎

适当控制饮食，宜食养脾和胃、益气生血食物，如山楂、小米、山药、鳝鱼、扁豆等。

药膳方：山药排骨粥、小米粥、土鳖汤等。

4.2.3　走鬼胎

少量多餐，勿过饱，忌生冷、油腻之品，多选择补益气血、温养滋补食品，如牛羊肉、鱼类、海鲜、菌菇类等。

药膳方：山羊骨汤、蒸团鱼、枞菌煮肉等。必要时静脉输注营养物质。

4.3　情志护理

向患儿家属讲解本病的发生、发展及预后，鼓励家属积极配合治疗及护理工作。

5　护理难点

本病较为常见，部分患儿症状不明显，家长对本病重视程度不够。

5.1　加强波立得走胎的健康宣教，采用图册、媒体等多种宣传形式，引起家长重视，早期发现疾病。

5.2　对目标患儿定期追踪、随访和效果评价。

6　护理效果评价

6.1　波立得走胎（蛋白质－能量营养不良）土家医护理效果评价表（表1）

表 1 波立得走胎（蛋白质－能量营养不良）土家医护理效果评价表

科室：＿＿＿ 患儿姓名：＿＿＿ 入院日期：＿＿＿ 住院日期：＿＿＿ 出院日期：＿＿＿ 性别：＿＿＿ 年龄：＿＿＿ 住院号：＿＿＿

文化程度：＿＿＿ 纳入中医临床路径：是□ 否□ 证候诊断：走花胎（卡普波立没迪）□ 走猴胎（尔波立没迪）□ 走鬼胎（阿叶波立没迪）□ 其他：＿＿＿

一、护理效果评价

主要症状	主要辨证施护方法	土家医护理技术	护理效果
肚腹胀满□	1. 活动□ 2. 饮食□ 3. 腹部按摩□ 4. 情志护理□ 5. 其他护理措施：	1. 提风疗法□ 应用次数：＿＿ 次，应用时间：＿＿ 天 2. 推抹疗法□ 应用次数：＿＿ 次，应用时间：＿＿ 天 3. 翻背掐筋疗法□ 应用次数：＿＿ 次，应用时间：＿＿ 天 4. 蛋滚疗法□ 应用次数：＿＿ 次，应用时间：＿＿ 天 5. 烧灯火疗法□ 应用次数：＿＿ 次，应用时间：＿＿ 天 6. 其他：＿＿ 应用次数：＿＿ 次，应用时间：＿＿ 天	好□ 较好□ 一般□ 差□ 其他：
纳合不香□	1. 口腔清洁□ 2. 监测营养指标□ 3. 饮食□ 4. 其他护理措施：	1. 推抹疗法□ 应用次数：＿＿ 次，应用时间：＿＿ 天 2. 提风疗法□ 应用次数：＿＿ 次，应用时间：＿＿ 天 3. 翻背掐筋疗法□ 应用次数：＿＿ 次，应用时间：＿＿ 天 4. 佩带疗法□ 应用次数：＿＿ 次，应用时间：＿＿ 天 5. 烧灯火疗法□ 应用次数：＿＿ 次，应用时间：＿＿ 天 6. 其他：＿＿ 应用次数：＿＿ 次，应用时间：＿＿ 天	好□ 较好□ 一般□ 差□ 其他：
肠鸣泻肚□	1. 腹部保暖□ 2. 饮食指导□ 3. 肛周护理□ 4. 其他护理措施：	1. 提风疗法□ 应用次数：＿＿ 次，应用时间：＿＿ 天 2. 推抹疗法□ 应用次数：＿＿ 次，应用时间：＿＿ 天 3. 蛋滚疗法□ 应用次数：＿＿ 次，应用时间：＿＿ 天 4. 其他：＿＿ 应用次数：＿＿ 次，应用时间：＿＿ 天	好□ 较好□ 一般□ 差□ 其他：
干瘦□	1. 监测体重□ 2. 饮食指导□ 3. 其他护理措施：	1. 提风疗法□ 应用次数：＿＿ 次，应用时间：＿＿ 天 2. 推抹疗法□ 应用次数：＿＿ 次，应用时间：＿＿ 天 3. 翻背掐筋疗法□ 应用次数：＿＿ 次，应用时间：＿＿ 天 4. 针挑疗法□ 应用次数：＿＿ 次，应用时间：＿＿ 天 5. 其他：＿＿ 应用次数：＿＿ 次，应用时间：＿＿ 天	好□ 较好□ 一般□ 差□ 其他：

续表

主要症状	主要辨证施护方法	土家医护理技术	护理效果
易怒易躁□	1.饮食指导□ 2.情志护理□ 3.其他护理措施：	1.推抹疗法□　应用次数：＿＿　应用时间：＿＿天 2.翻背掐筋疗法□　应用次数：＿＿　应用时间：＿＿天 3.佩戴疗法□　应用次数：＿＿　应用时间：＿＿天	好□　较好□ 一般□　差□
其他□ （请注明）	1. 2. 3.		好□　较好□ 一般□　差□

二、护理依从性及满意度评价

评价项目	患者对护理的依从性			患者对护理的满意度		
	依从	部分依从	不依从	满意	一般	不满意
土家医护理技术　翻背掐筋疗法						
推抹疗法						
蛋滚疗法						
提风疗法						
针挑疗法						
烧灯火疗法						
佩戴疗法						
其他：						
健康指导	/	/	/			
签名		责任护士签名：			上级护士或护士长签名：	

三、对本病土家医护理方案的评价

实用性强☐ 实用性较强☐ 实用性一般☐ 不实用☐

改进意见：

四、评价人（责任护士）

姓名＿＿＿＿ 技术职称＿＿＿＿ 完成日期＿＿＿＿ 护士长签字＿＿＿＿

6.2 波立得走胎（蛋白质－能量营养不良）土家医护理技术效果评价表（表2）

表2 波立得走胎（蛋白质－能量营养不良）土家医护理技术效果评价表

分级 症状	无（0分）	轻（2分）	中（4分）	重（6分）	实施前评价			实施后评价	
					日期	分值		日期	分值
肚腹胀满	无	稍腹胀	肚腹膨胀青筋暴露	腹凹如舟					
纳谷不香	无	饮食无味	不欲饮食	吝不思食					
肠鸣泻肚	无	大便干稀不调	腹泻或大便不成形	腹泻不止					
干瘦	无	不明显	明显	皮包骨样					
易怒易躁	无	性急易怒	情绪不稳定易烦躁	抑制与烦躁交替 精神萎靡					

T/CMAM T40—2019 拍体克地
（肩周炎）土家医护理规范

1 常见证候要点

1.1 冷骨风湿证（鲁嘎务气起地）

肩部窜痛，遇风寒痛增，得温痛缓，畏风恶寒；或伴肩部有沉重感。舌淡，舌苔薄白或腻，脉弦滑或弦紧。

1.2 气血瘀滞证（灭尔糯阿蒙）

肩部疼痛，疼痛拒按，以夜间为甚；或伴肩部肿胀、瘀斑；舌暗或有瘀斑，舌苔白或薄黄，脉弦或细涩。

1.3 筋脉虚损证（白柏得他司阿蒙）

肩部酸痛，劳累后疼痛加重；或伴头晕目眩，气短懒言，心悸失眠，四肢乏力。舌淡，少苔或舌苔白，脉细弱或沉。

2 常见症状／辨证施护

2.1 肩周疼痛

2.1.1 评估疼痛的诱因、性质、持续时间及与体位的关系。

2.1.2 慎起居、避风寒，防止风寒阻络导致经脉不通而引发疼痛。

2.1.3 遵医嘱行酒火疗法、药筒滚熨疗法、扯罐疗法、发疱疗法、烧艾疗法、药物外敷疗法、推抹疗法等。

2.2 肩周麻木

2.2.1 评估肩周麻木范围、性质、程度及与体位的关系。

2.2.2 指导患者主动活动麻木肢体，可用指尖叩击、拍打麻木部位，减轻或缓解症状。

2.2.3 注意肢体保暖。

2.2.4 遵医嘱行药筒滚熨疗法、扯罐疗法、扑灰碗疗法、发疱疗法、推抹疗法，注意避免意外损伤。

2.3 肩及上肢活动受限

2.3.1 评估活动受限的范围及患者的生活自理能力。

2.3.2 患者生活用品应放置在便于取用之处。

2.3.3 指导并协助患者进行正确的体位移动，按摩活动受限的肢体，提高患者舒适度。

2.3.4 指导并协助患者进行四肢关节功能锻炼，防止肌肉萎缩。

2.3.5 遵医嘱行药筒滚熨疗法、烧艾疗法、药物外敷疗法、推抹疗法等，注意防止烫伤。

2.4 不寐

2.4.1 保持病室安静、整洁、舒适，通风良好。

2.4.2 睡前服热牛奶、温水泡脚、按摩双侧太阳穴、印堂穴，听舒缓的音乐，不宜饮浓茶或咖啡。

2.4.3 遵医嘱行烧艾疗法等治疗。

2.4.4 遵医嘱予镇静安神药物，并观察药后反应及疗效。

3 特色治疗护理

3.1 传统松解疗法的护理

3.1.1 治疗前应给患者讲解松解手法治疗的目的及注意事项。

3.1.2 嘱患者放松，协助患者摆放体位。

3.1.3 治疗过程中注意观察患者的面色和反应，询问有无眩晕、恶心等不适。

3.1.4 治疗完成后，嘱患者健侧卧位，可轻揉患肩部。

3.2 小针刀治疗

3.2.1 治疗前应询问患者有无晕针史，告知治疗的目的及注意事项。

3.2.2 嘱患者放松，配合医生摆放合适的体位，选择穴位，暴露治疗部位。

3.2.3 治疗时密切观察患者面色，询问患者有无不适，如患者出现面色苍白、出冷汗、心慌等不适，应及时停止治疗，并给予相应处理。

3.2.4 治疗结束后，应注意观察局部有无出血、血肿等，注意局部保暖，12 小时内不宜洗澡。

3.2.5 有晕针史，或酒后、饥饿、情绪紧张时，不宜进行治疗。严重高血压、糖尿病患者，应慎用该治疗。

3.3 雷火神针疗法

3.3.1 治疗前应询问患者既往史，告知治疗的目的及注意事项。

3.3.2 嘱患者放松，配合医生摆放合适的体位，选择穴位，暴露治疗部位。

3.3.3 治疗时应密切观察患者面色及心理状态，询问患者有无不适。

3.3.4 治疗结束后，应注意观察局部皮肤情况，注意局部保暖，避免感染。

3.4 药物治疗

3.4.1 内服汤药宜温服（详见附录 2）。

3.4.2 外用药物外敷（详见附录 2）。

3.5 特色技术

3.5.1 酒火疗法 / 日尔米诊业拉（详见附录 1）。

3.5.2 药筒滚熨疗法 / 色提壳古偎踏捏西（详见附录 1）。

3.5.3 扯罐疗法 / 米梯苦哈诊业拉（详见附录 1）。

3.5.4 发疱疗法 / 泡子不诊业细（详见附录 1）。

3.5.5 扑灰碗疗法 / 切被不次砍诊业拉（详见附录 1）。

3.5.6 烧艾疗法 / 克尔思务诊业拉（详见附录 1）。

3.5.7 药物外敷疗法 / 恶踏拍诊业拉（详见附录 1）。

3.5.8 推抹疗法 / 波立是别诊矗细（详见附录 1）。

4 健康指导

4.1 体位指导

4.1.1 粘连前期、粘连期应卧床制动，保持上肢上举或抱头等体位，必要时肩背部垫软垫，进行治疗或移动体位时动作宜轻柔。

4.1.2 恢复期可下床进行肩部及上肢活动，在不加重症状的情况下逐渐增大活动范围。

4.1.3 功能锻炼

手指爬墙活动：患者面对墙壁站立，用患侧手指沿墙缓缓向上爬动，使上肢尽量高举至最大限度，在墙上做记号，然后再徐徐向下回原处，反复进行，逐渐增加高度。

背后拉手杆：患者自然站立，在患侧上肢内旋并向后伸的姿势下，健侧手拉患侧手或腕部，逐步拉向健侧并向上牵拉。

摇手杆运动：患肢自然下垂，肘部伸直，患臂由前向上向后画圈，幅度由小到大，反复数遍。

摆颈根运动：双手在颈后部交叉，肩关节尽量内收或外展，反复做 5 ～ 10 次。

4.2 生活起居

4.2.1 避免长时间低头劳作，伏案工作时，每隔 1 ～ 2 小时活动肩部，如做洗脸、梳头等动作。

4.2.2 避免长时间半躺位及曲颈斜枕姿势。

4.2.3 睡眠时注意肩部保暖，避免肩部受压，枕长要超过肩，不宜过高。

4.3 饮食指导

4.3.1 冷骨风湿证

宜进食祛风散寒性食物，如狗肉、胡椒、花椒等。忌食寒凉食物及生冷瓜果、冷饮，多饮温热茶饮。

药膳方：附片羊肉汤等。

4.3.2 气血瘀滞证

宜进食行气活血化瘀之品，如黑木耳、桃仁等。

药膳方：当归红枣煲羊肉等。

4.3.3 筋脉虚损证

宜进食补气养血的食物，如莲子、红枣、桂圆等。

药膳方：桂圆莲子汤、红枣桂圆肉煲鸡汤等。

4.4 情志护理

4.4.1 向患者介绍本病的发生、发展及转归，取得患者的理解和配合，多与患者沟通，了解其心理社会状况，及时消除不良情绪。

4.4.2 介绍成功案例，帮助患者树立战胜疾病的信心。

4.4.3 给予患者必要的生活协助，鼓励家属参与。

4.4.4 有情绪障碍者，必要时请心理咨询医师治疗。

5 护理难点

自觉改善不良习惯依从性差。其解决思路如下：

5.1 加强患者康复保健意识相关知识教育，告知患者不良习惯对肩痛的影响，增强患者自我保护意识。

5.2 指导患者掌握正确的生活方式、饮食调理、肩部活动的方法，预防不良姿势。

5.3 根据患者的情况，做到因人施护，制定可行的康复锻炼方法，正确指导患者进行康复训练。

6 护理效果及评价

6.1 拍体克地（肩周炎）土家医护理效果评价表（表 1）

表1 拍体克地（肩周炎）土家医护理效果评价表

医院：_____ 科室：_____ 床号：_____ 住院天数：_____ 性别：_____

年龄：_____ 住院号：_____ 文化程度：_____ 电话号码：_____

患者姓名：_____ 入院日期：_____ 出院日期：_____ 其他：_____

证候诊断：冷冒风湿证□ 气血瘀滞证□ 筋脉虚损证□ 其他：_____

一、护理效果评价

主要症状	主要辨证施护方法	土家医护理技术	护理效果
肩周疼痛□	1.疼痛评估□ 2.体位指导□ 3.按疼痛规律施护□ 4.保暖□ 5.其他护理措施：_____	1.酒火疗法□ 应用次数：_____ 应用时间：_____天 2.药筒滚熨疗法□ 应用次数：_____ 应用时间：_____天 3.扯罐疗法□ 应用次数：_____ 应用时间：_____天 4.发疱疗法□ 应用次数：_____ 应用时间：_____天 5.烧艾疗法□ 应用次数：_____ 应用时间：_____天 6.药物外敷□ 应用次数：_____ 应用时间：_____天 7.推抹疗法□ 应用次数：_____ 应用时间：_____天 8.其他：_____ 应用次数：_____ 应用时间：_____天 （请注明，下同）	好□ 较好□ 一般□ 差□
肩周麻木□	1.评估麻木部位、程度□ 2.叩击、按摩□ 3.保暖□ 4.其他护理措施：_____	1.药筒滚熨疗法□ 应用次数：_____ 应用时间：_____天 2.扯罐疗法□ 应用次数：_____ 应用时间：_____天 3.扑灰碗疗法□ 应用次数：_____ 应用时间：_____天 4.发疱疗法□ 应用次数：_____ 应用时间：_____天 5.推抹疗法□ 应用次数：_____ 应用时间：_____天 6.其他：_____ 应用次数：_____ 应用时间：_____天	好□ 较好□ 一般□ 差□
肩上肢活动受限□	1.生活起居□ 2.体位指导□ 3.活动指导□ 4.其他护理措施：_____	1.药筒滚熨疗法□ 应用次数：_____ 应用时间：_____天 2.烧艾疗法□ 应用次数：_____ 应用时间：_____天 3.药物外敷□ 应用次数：_____ 应用时间：_____天 4.推抹疗法□ 应用次数：_____ 应用时间：_____天 5.其他：_____ 应用次数：_____ 应用时间：_____天	好□ 较好□ 一般□ 差□

续表

主要症状	主要辨证施护方法	土家医护理技术	护理效果
不寐□	1.环境□ 2.生活起居□ 3.药物□ 4.其他护理措施:	1.烧艾疗法□　应用次数:＿＿次,应用时间:＿＿天 2.其他:＿＿　应用次数:＿＿次,应用时间:＿＿天	好□　较好□ 一般□　差□
其他□ (请注明)	1. 2.		好□　较好□ 一般□　差□

二、护理依从性及满意度评价

评价项目	患者对护理的依从性			患者对护理的满意度		
	依从	部分依从	不依从	满意	一般	不满意
土家医护理技术　酒火疗法						
药筒滚熨疗法						
扯罐疗法						
发泡疗法						
扑灰碗疗法						
烧艾疗法						
药物外敷疗法						
推抹疗法						
健康指导	/	/	/	/	/	/
签名	责任护士签名:			上级护士或护士长签名:		

三、对本病土家医护理方案的评价

实用性强□　实用性较强□　实用性一般□　不实用□

改进意见：

四、评价人（责任护士）

姓名＿＿＿＿　技术职称＿＿＿＿　完成日期＿＿＿＿　护士长签字＿＿＿＿

6.2　拍体克地（肩周炎）土家医护理技术效果评价表（表2）

表2　拍体克地（肩周炎）土家医护理技术效果评价表

分级\症状	无（0分）	轻（2分）	中（4分）	重（6分）	实施前评价		实施后评价	
					日期	分值	日期	分值
肩周疼痛	无	轻微疼痛时作时止	疼痛可忍经常发作	疼痛难忍持续不止				
肩周麻木	无	轻微麻木时作时止	麻木可忍经常发作	麻木难忍持续不止				
肩及上肢活动受限	无	穿衣活动尚可	穿衣活动轻度受限	穿衣活动不能				
不寐	无	睡眠时间4～6小时	睡眠时间2～4小时	睡眠时间小于2小时				

T/CMAM T41—2019 没朴拉地嘎
（带状疱疹）土家医护理规范

1 常见证候要点

1.1 湿盛证（卡别列炸司证）

水疱明显，颜色淡红，疼痛或轻或重；可伴渴不欲饮，食少腹胀，大便时溏。舌淡红，苔黄腻，脉滑。

1.2 热盛证（格欸细炸司证）

鲜红色水疱，灼热辣痛，疼痛难忍；可伴周身不适，发热，口苦咽干，烦躁易怒。舌质红，苔黄，脉弦或滑数。

1.3 血瘀证（灭尔糯证）

水疱结痂，仍有阵痛性刺痛、牵扯痛等；胸胁胀满不适。舌淡或紫，有瘀斑，苔白或黄，脉沉或涩。

2 常见症状／辨证施护

2.1 皮损鲜红，疱壁紧张

2.1.1 观察疱疹部位、大小、疼痛程度，有特殊情况及时报告医师并配合治疗。

2.1.2 保护皮肤，避免摩擦，水疱不宜挑破。大疱者，遵医嘱用无菌注射器抽取疱液，疱壁不宜除去。

2.1.3 病室温度宜偏凉，睡眠要充足，多饮水，保持大便通畅。

2.1.4 遵医嘱行烧灯火疗法，取突出疱疹的位置。

2.1.5 遵医嘱行放血疗法。

2.1.6 遵医嘱行扯罐疗法，取阿是穴。

2.1.7 遵医嘱予涂药。

2.2 皮损淡红，疱壁松弛

2.2.1 观察疱疹部位、大小、疼痛程度。

2.2.2 病室温度宜偏暖和，保持局部清洁干燥。

2.2.3 遵医嘱行烧灯火疗法。

2.2.4 遵医嘱行烧艾疗法。

2.2.5 遵医嘱予涂药。

2.3 疼痛

2.3.1 评估疼痛的性质、部位、程度，是否影响睡眠。

2.3.2 遵医嘱用止痛药并观察用药后反应及效果。

2.3.3 遵医嘱行雷火神针疗法。

2.3.4 遵医嘱行放血疗法。

3 特色治疗护理

3.1 药物治疗

3.1.1 内服土家药

药方：蛇丹败毒方，每日 1 剂，日服 3 次，餐后半小时温服。

禁忌：辛辣、鱼虾。

3.1.2 外用药物

药方：腰带疮磨剂，铁灯台、雄黄各适量。两药磨水，外擦患处，日 2～3 次。

禁忌：辛辣、海鲜。

3.2 特色技术

3.2.1 烧灯火疗法 / 特也特米务诊业拉（详见附录 1）。

3.2.2 放血疗法 / 摸也坡诊业拉（详见附录 1）。

3.2.3 扯罐疗法 / 米梯苦哈诊业拉（详见附录 1）。

3.2.4 涂药 / 色此业细（详见附录 1）。

3.2.5 烧艾疗法 / 克尔思诊业拉（详见附录 1）。

3.2.6 雷火神针疗法 / 嘎他泽安额阿诊业拉（详见附录 1）。

4 健康指导

4.1 生活起居

4.1.1 保持皮肤清洁，忌用碱性洗液洗浴。

4.1.2 保持床单位清洁，及时更换，穿宽松棉质衣物。

4.1.3 避免抓挠患处及强力刺激。

4.2 饮食指导

总原则：饮食宜清淡、易消化，多食新鲜蔬果，忌辛辣、油腻、鱼腥之物，忌烟酒。

4.2.1 湿盛证

宜食健脾利湿之品，如冬瓜、绿豆、山药、薏苡仁等。

药膳方：山药粥、薏米粥、绿豆汤等。

4.2.2 热盛证

宜食清热泻火之品，如菠萝、西瓜、苦瓜、冬瓜等。

药膳方：柴胡粥、栀子粥等。

4.2.3 血瘀证

宜食活血化瘀之品，如丝瓜、柑橘、萝卜、桃仁等。

药膳方：丹参粥、黄芪川芎粥等。

4.3 情志护理

4.3.1 安慰体贴患者，消除紧张和顾虑，保持情绪稳定，积极配合治疗。

4.3.2 对待疼痛紧张的患者，采用放松疗法，并指导患者练习各种养生保健操，如拍打操、太极拳等。

4.3.3 鼓励家属多陪伴，给予情感支持。

5 护理难点

患者因疼痛对治疗效果产生疑虑，反复发作的患者情绪不佳，患者治疗难度大。其解决思路如下：

5.1 加强疾病相关知识的健康宣教，减轻患者心理压力。

5.2 加强与患者的沟通交流，了解患者的需求，及时给予帮助和心理护理。

5.3 鼓励患者积极治疗遗留神经痛，促进早日康复。

6 护理效果评价

6.1 没朴拉地嘎（带状疱疹）土家医护理效果评价表（表 1）

表1 没朴拉地嘎（带状疱疹）土家医护理效果评价表

医院：_____ 科室：_____ 床号：_____ 住院号：_____ 住院天数：_____ 电话号码：_____

性别：_____ 年龄：_____ 患者姓名：_____ 文化程度：_____ 入院日期：_____ 证候诊断：湿盛证□ 热盛证□ 血瘀证□ 出院日期：_____ 其他：_____

一、护理效果评价表

主要症状	主要辨证施护方法	土家医护理技术		护理效果
皮损鲜红疱壁紧张	1. 观察疱疹部位、大小、疼痛程度□ 2. 皮肤护理□ 3. 生活起居护理□ 4. 其他护理措施：	1. 烧灯火疗法□ 2. 放血疗法□ 3. 扯罐疗法□ 4. 涂药疗法□ 5. 其他：	应用次数：___ 应用时间：___ 天 应用次数：___ 应用时间：___ 天 应用次数：___ 应用时间：___ 天 应用次数：___ 应用时间：___ 天 应用次数：___ 应用时间：___ 天	好□ 较好□ 一般□ 差□
皮损淡红疱壁松弛	1. 观察皮损情况□ 2. 生活起居护理□ 3. 其他护理措施：	1. 烧灯火疗法□ 2. 烧艾疗法□ 3. 涂药疗法□ 4. 其他：	应用次数：___ 应用时间：___ 天 应用次数：___ 应用时间：___ 天 应用次数：___ 应用时间：___ 天 应用次数：___ 应用时间：___ 天	好□ 较好□ 一般□ 差□
疼痛	1. 评估疼痛的性质、部位、程度□ 2. 止痛药□ 3. 其他护理措施：	1. 雷火神针疗法□ 2. 放血疗法□ 3. 其他：	应用次数：___ 应用时间：___ 天 应用次数：___ 应用时间：___ 天 应用次数：___ 应用时间：___ 天	好□ 较好□ 一般□ 差□
其他： （请说明）		1. 2. 3.		好□ 较好□ 一般□ 差□

二、护理依从性及满意度评价表

评价项目		患者对护理的依从性			患者对护理的满意度			
		依从	部分依从	不依从	满意	一般	不满意
土家医护理技术	烧灯火疗法						
	放血疗法						
	扯罐疗法						
	涂药疗法						
	烧艾疗法						
	雷火神针疗法						
健康指导			/			/	
签名		责任护士签名：			上级护士或护士长签名：		

三、对本病土家医护理方案的评价

实用性强□ 实用性较强□ 实用性一般□ 不实用□

改进意见：

四、评价人（责任护士）

姓名 _____ 技术职称 _____ 完成日期 _____ 护士长签字 _____

6.2 没朴拉地嘎（带状疱疹）土家医护理技术效果评价表（表2）

表2 没朴拉地嘎（带状疱疹）护理技术效果评价表

分级 / 症状	无（0分）	轻（2分）	中（4分）	重（5分）	实施前评价		实施后评价	
					日期	分值	日期	分值
疼痛	无疼痛	有轻微的疼痛，能忍受，生活不受困扰	疼痛并影响生活和睡眠，尚能忍受	疼痛程度剧烈，痛痒难受，影响生活及睡眠				
丘疱疹/水疱	无	丘疱疹/水疱数目＜25个	丘疱疹/水疱数目25～50个	丘疱疹/水疱数目＞50个				
糜烂	无	1～3处糜烂，或糜烂直径＜5mm	4～6处糜烂，或糜烂直径5～10mm，中度渗出	＞6处糜烂，或糜烂直径＞10mm，重度渗出				
红斑/水肿	正常肤色	皮肤淤红	皮肤潮红，中度肿胀	明显的潮红，肿胀				

T/CMAM T42—2019 窝嘎夺辽
（毒蛇咬伤）土家医护理规范

1 常见证候要点

1.1 热书毒证（风毒证）

毒蛇咬伤后，伤处一般不出血、不红、不肿、疼痛轻，有麻木感；全身渐见口角流涎，张口困难，语言不清，呼吸急促；眼睑下垂，有复视，表情淡漠等。舌质红，苔薄白，脉弦数。

1.2 米毒证（火毒证）

毒蛇咬伤后，伤处剧痛，伤口出血，皮肤有血疱瘀斑，伤肢水肿；全身有发热，少尿或无尿，心慌头晕，三元脏器及五窍出血。舌质红，苔黄，脉滑数。

1.3 热书米毒证（风火毒证）

毒蛇咬伤后，临床上具有风毒与火毒两种症状。

2 常见症状／辨证施护

2.1 伤肢肿胀疼痛

2.1.1 观察患者神志、伤口齿痕形态、出血多少、有无毒牙残留及疼痛性质；观察患肢活动情况及麻木程度。

2.1.2 伤口部位肿胀范围、程度、蔓延趋势及全身情况。

2.1.3 四肢被蛇咬伤采取缚扎疗法时，注意观察松紧度，每隔 15 ～ 30 分钟放松 1 ～ 2 分钟。咬伤已超过 12 小时，则不宜缚扎。在应用蛇药好转 30 分钟后，可去掉缚扎。

2.1.4 伤肢处于下垂位，保持伤口引流通畅和创面清洁干燥。

2.1.5 遵医嘱予扩创吸引排毒疗法。咬伤局部常规消毒，对准咬伤部位沿牙痕做纵向切口 1.5cm，深达皮下或做"十"字切口。由近心端向远心端挤压切口周围，使毒血排出，再用 1：5 000 的高锰酸钾反复多次清洗。若是蝮蛇咬伤后，伤口血流不止，且伴全身出血迹象，不宜行扩创术。

2.1.6 遵医嘱予火柴爆伤疗法。将火柴头 5 ～ 7 个，放在被咬伤口上点燃烧灼 1 ～ 2 次，以高温破坏蛇毒。

2.1.7 遵医嘱予扯罐疗法。用拔火罐将伤口毒血吸出，然后可加用土家扩创吸引排毒疗法。

2.1.8 遵医嘱予放血疗法，将伤口毒血排出。

2.1.9 遵医嘱予药物清洗、涂药疗法、外敷疗法。用抗毒药水、醋、酸汤水、冰水、鲜草药捣烂加水取汁，从近心端向远心端清洗，也可再外涂或外敷蛇伤药物。

2.1.10 肿胀在手时，遵医嘱针刺八邪穴；肿胀在足，针刺八风穴。

2.1.11 遵医嘱注射抗蛇毒血清。

2.2 伤口溃疡

2.2.1 观察伤口溃疡面积范围以及伤口周围皮肤、颜色、色泽，有无脓液及其性质。

2.2.2 新鲜草药煎浓汁涂洒患处，用纱布覆盖，绷带固定。

2.2.3 不用清创的溃疡，外涂愈创油和去腐生肌药粉。

3 特色治疗护理

3.1 药物治疗

3.1.1 土家药内服

将一点白、大金刀、三白草等鲜药洗净、捣烂压汁，加冷开水 300mL。用法：取汁 100mL 内服，每日 3～4 次，忌辛辣、肥甘、生冷之品。

3.1.2 土家药外涂

蛇不过、黄腾、苦蛇药、线鸡尾、女儿红、一支蒿、一支箭、辣蓼草、峰窝球、白前各适量。用法：鲜药洗净，捣烂，外敷患处，每日 1 次。

3.1.3 土家药外洗

药液清洗法：用于损伤初期的解毒抗毒和污物的清洗。

药物泡洗法：用于蛇伤初期 2 个对时（48 小时）以内的患肢清洗，如外洗伤口或肢体发火疼痛、伤口出血不止等。

熏蒸疗法：用于 2 个对时以后，患肢肿胀、冰冷僵硬、有坏死溃疡先兆，或肿痛剧烈，或日久肿胀不消，以及伤口闭口、毒液不见流出等。

3.1.4 土家药外敷

在治疗过程中，根据需要将药物煎为浓汁，浸泡纱布，中心剪开制成排毒口，在患处湿敷。干则再喷淋药汁，保持湿润。

3.2 特色技术

3.2.1 缚扎疗法 / 替波莫迫诊业细（详见附录 1）。

3.2.2 扩创吸引排毒疗法 / 阿子哈列诊业细（详见附录 1）。

3.2.3 放血疗法 / 摸也坡诊业拉（详见附录 1）。

3.2.4 涂药疗法 / 色此业细（详见附录 1）。

3.2.5 火柴爆伤疗法 / 泽火熛诊业细（详见附录 1）。

3.2.6 扯罐疗法 / 米梯苦哈诊业拉（详见附录 1）。

4 健康指导

4.1 生活起居

4.1.1 居室宜通风、宽敞，采光良好。

4.1.2 初期宜卧床静养，患肢应尽量低于心脏水平，宜穿宽松衣物。

4.1.3 初伤开始治疗时，均配备专人服侍。

4.1.4 治疗期及治愈后百日内忌房事。

4.2 饮食指导

总原则：饮食以清淡为宜，常用清热、解毒、赶毒中草药煎水当茶饮，多食西瓜、苹果、丝瓜、冬瓜、梨子等，忌食辛辣上火食物，如雄鸡、骚羊、母猪、海鲜、生姜、辣椒等。

4.2.1 风毒证

宜食赶风败毒之品，如金银花、苦瓜、冬瓜、柚子、鱼腥草等。

药膳方：鱼腥草猪肺汤。

4.2.2 火毒证

宜食清热解毒、凉血、消肿止痛之品，如冬瓜、百合、丝瓜、赤小豆、藕等。

药膳方：苋菜头煲猪大肠（鲜苋菜头、猪大肠）。

4.2.3 风火毒证

宜食赶火败毒、消肿活血之品，如绿豆、赤小豆、黑木耳、空心菜等。

药膳方：绿豆粥。

4.3 情志护理

向患者讲解蛇咬伤的相关注意事项，消除其紧张及恐惧心理，增强战胜疾病的信心，积极配合治疗。

4.4 特色技术治疗注意事项

4.4.1 治疗前

告知患者操作的过程及注意事项，如有不适，及时与医务人员沟通。观察患者局部皮肤、全身情况、精神状态，关闭门窗，调节室温。

4.4.2 治疗中

及时询问患者的感受，观察局部及全身情况。如有不适，应立即停止操作，报告医生，遵医嘱处理。

4.4.3 治疗后

记录操作的时间、患者皮肤及全身情况、感受等。

5 护理难点

本病山区较为常见，但患者及家属对蛇咬伤早期处理认知不够，就医不及时，增加了后期治疗的难度。

5.1 加强蛇咬伤知识的健康宣教，采用图册宣传各种毒蛇类型、日常防护蛇咬伤的措施及蛇咬伤的紧急处理。

5.2 蛇咬伤后正确及时处理，积极配合医生治疗。

5.3 对患者进行定期追踪、随访和效果评价。

6 护理效果评价

6.1 窝嘎夺辽（毒蛇咬伤）土家医护理效果评价表（表1）

表1 窝嘎夺辽（毒蛇咬伤）土家医护理效果评价表

医院：＿＿＿＿＿ 科室：＿＿＿＿＿ 床号：＿＿＿＿＿ 患者姓名：＿＿＿＿＿ 入院日期：＿＿＿＿＿ 出院日期：＿＿＿＿＿ 住院天数：＿＿＿＿＿ 电话号码：＿＿＿＿＿

性别：＿＿＿＿＿ 年龄：＿＿＿＿＿ 文化程度：＿＿＿＿＿ 住院号：＿＿＿＿＿ 证候诊断：热书毒证□ 热书米毒证□ 米毒证□ 热书米毒证□ 其他：＿＿＿＿＿

一、护理效果评价表

主要症状	主要辨证施护方法	土家医护理技术		护理效果
肿胀疼痛	1. 观察局部及全身情况□ 2. 评估疼痛的性质、部位、程度□ 3. 四肢结扎法□ 4. 合理体位□ 5. 其他护理措施：＿＿＿	1. 扩创吸收排毒法□ 2. 火柴爆烤疗法□ 3. 扯罐疗法□ 4. 放血疗法□ 5. 涂药疗法□ 6. 针刺疗法□ 7. 其他：＿＿＿	应用次数：＿＿次，应用时间：＿＿天 应用次数：＿＿次，应用时间：＿＿天 应用次数：＿＿次，应用时间：＿＿天 应用次数：＿＿次，应用时间：＿＿天 应用次数：＿＿次，应用时间：＿＿天 应用次数：＿＿次，应用时间：＿＿天 应用次数：＿＿次，应用时间：＿＿天	好□ 较好□ 一般□ 差□
溃疡	1. 观察溃疡的面积范围、颜色、性质□ 2. 其他护理措施：＿＿＿	1. 涂药疗法□ 2. 外敷疗法□ 3. 其他：＿＿＿	应用次数：＿＿次，应用时间：＿＿天 应用次数：＿＿次，应用时间：＿＿天 应用次数：＿＿次，应用时间：＿＿天	好□ 较好□ 一般□ 差□
其他 （请说明）				好□ 较好□ 一般□ 差□

二、护理依从性及满意度评价表

评价项目		患者对护理的依从性			患者对护理的满意度		
		依从	部分依从	不依从	满意	一般	不满意
土家医护理技术	缚扎疗法						
	扩创吸引排毒法						
	放血疗法						
	涂药疗法						
	火柴爆伤疗法						
	扯罐疗法						
健康指导		/	/	/			
签名			责任护士签名：		上级护士或护士长签名：		

三、对本病土家医护理方案的评价

实用性强□ 实用性较强□ 实用性一般□ 不实用□

改进意见：

四、评价人（责任护士）

姓名_____ 技术职称_____ 完成日期_____ 护士长签字_____

6.2 窝嘎夺辽（毒蛇咬伤）土家医护理技术效果评价表（表2）

表 2 窝嘎夺辽（毒蛇咬伤）土家医护理技术效果评价表

症状 \ 分级	无（0分）	轻（2分）	中（4分）	重（6分）	实施前评价			实施后评价		
					日期	分值		日期	分值	
肿胀疼痛	无	皮肤肿胀轻微疼痛	皮肤显著红肿中度疼痛	皮肤高度肿胀、重度疼痛						
溃疡	无	溃疡的深浅＜0.5cm 颜色淡红溃疡缩小＞75%	溃疡的深浅0.5～1.5cm 颜色暗红 溃疡缩小25%～75%	溃疡的深浅＞1.5cm 颜色浓白或晦暗 溃疡缩小＜25%或无变化或扩大						

T/CMAM T43—2019 杆骨八提撸嘎壳
（桡骨远端骨折）土家医护理规范

1 常见证候要点

1.1 早期（伤后 1 ~ 2 周）

肌肉、筋脉受损，血离经脉，瘀积不散，主症是气血凝滞而产生的局部肿胀、疼痛。

1.2 中期（伤后 3 ~ 4 周）

损伤症状改善，肿胀瘀阻渐趋消退，疼痛逐步减轻，但瘀阻去而未尽，疼痛减而未止。

1.3 后期（受伤 4 周后）

瘀肿已消，但筋骨尚未坚实，功能尚未完全恢复，气血亏损，体质虚弱。

2 常见症状 / 辨证施护

2.1 前臂疼痛

2.1.1 评估疼痛的诱因、性质，手指活动，肢端颜色、皮温、感觉及运动情况。

2.1.2 协助医生进行传统接骨抖榫疗法复位固定，予活血止痛药膏外敷。

2.1.3 遵医嘱予药物止痛，并观察用药后效果。

2.1.4 予小夹板外固定，注意固定的松紧度，预防压迫性溃疡。

2.1.5 将前臂置中立位，腕自然尺偏位，屈肘 90° 中立位，用三角巾悬挂于胸前，平卧时抬高。

2.2 肢体肿胀

2.2.1 评估肿胀部位、程度以及伴随症状，做好记录，伤后 24 小时内冰敷。协助医生及时调整外固定松紧度，以布条能在夹板上下移动 1cm 为宜。

2.2.2 抬高患肢，指导患者进行手指屈伸运动，促进血液循环，有利于肿胀消退。

2.2.3 遵医嘱局部予外敷疗法，注意防止过敏等皮肤损伤，观察治疗效果。

2.3 腕臂活动功能障碍

2.3.1 评估腕臂功能障碍诱因和程度，放置患肢于功能位。

2.3.2 分期指导正确功能锻炼方法。

2.3.3 遵医嘱予熏蒸疗法。

3 特色治疗护理

3.1 药物治疗

3.1.1 内服土家药

骨折初期：活血祛瘀，消肿止痛。每日 1 剂，分 2 次服，饭后半小时温服。

骨折中期：接骨续筋，和营生新。每日 1 剂，分 2 次服，饭后半小时温服。

骨折后期：补气养血，强骨壮筋，补益肝肾。每日 1 剂，分 2 次服，饭前半小时温服。

3.1.2 外敷疗法

骨折早期：外敷消肿止痛，活血化瘀之药膏。

骨折中后期：外敷通筋活络，接骨续筋之药膏。

3.1.3 熏蒸疗法

骨折后期，遵医嘱予温筋通络汤剂先熏后洗，以舒筋活络，缓解关节僵硬。

3.2 接骨抖榫疗法的护理

3.2.1 做好安慰、解释工作，缓解患者紧张情绪。

3.2.2 接骨前告知患者接骨抖榫方法及配合注意事项，以取得患者主动配合。

3.2.3 接骨后应注意观察患者的前臂疼痛、肿胀及夹板松紧度，以布带能在夹板上下移动 1cm 为宜。随着患肢肿胀逐渐消退，及时调整。

3.2.4 注意观察肢端感觉、运动功能，以免神经受压或血运障碍；注意骨突局部压迫症状，预防压迫性溃疡的发生。

3.2.5 接骨后即拍片复查，了解骨折复位情况。一般固定后 3 日、7 日、半个月、1 个月各复查 1 次。

3.3 特色技术

3.3.1 外敷疗法 / 恶踏拍诊业拉（详见附录 1）。

3.3.2 熏蒸疗法 / 苦剥统诊业拉（详见附录 1）。

3.4 围手术期护理（针对手术复位者）

3.4.1 术前护理

3.4.1.1 做好术前宣教与心理护理，告知手术注意事项及相关准备工作，取得患者的配合。

3.4.1.2 对于吸烟者，应劝其戒烟；指导患者练习深呼吸、有效咳嗽和排痰的方法。

3.4.1.3 常规进行术区皮肤准备、药物过敏试验及饮食指导等。

3.4.2 术后护理

3.4.2.1 根据不同的麻醉方式，安置正确体位，术后患肢抬高。

3.4.2.2 密切观察患者生命体征，注意肢端血运、感觉运动功能及伤口渗血等情况。一旦发现异常，应及时报告医生处理。

3.4.2.3 评估切口疼痛性质、程度和持续时间，分析原因，遵医嘱用药并观察用药后效果。

3.4.2.4 指导患者进食清淡、营养丰富、易消化之品。

3.4.2.5 积极进行护理干预，正确指导功能锻炼，预防关节僵硬等并发症的发生。

4 健康指导

4.1 生活起居

4.1.1 患者以卧床休息为主，患肢抬高。下床活动时，屈肘 90°，予三角巾胸前悬吊。

4.1.2 指导患者多食含钙之品，预防骨质疏松。

4.1.3 功能锻炼

骨折复位后（1～2 周），指导患者进行指关节、掌指关节屈伸锻炼，患肢前臂肌肉主动舒缩锻炼，以及肩、肘关节的屈伸活动。

3～4 周后，指导患者腕关节掌屈、背伸锻炼及前臂旋转活动练习，循序渐进，以免骨折再移位。

4 周以后，指导患者练习腕关节屈伸、旋转活动和尺侧、桡侧偏斜活动。如两手掌相对，练习腕背伸；两手背相对，练习掌屈。

4.2 饮食指导

4.2.1 骨折早期

消肿止痛，活血化瘀。饮食宜清淡、薄素、易消化，如新鲜蔬果、黑木耳、桃仁、田七瘦肉汤等。忌油腻、热毒、酸辣及发物。

4.2.2 骨折中期

接骨续筋。宜进食清补之品，在初期基础上加鱼类、蛋类、去皮鸡汤、怀山枸杞煲瘦肉等。

4.2.3 骨折后期

补肝肾，壮筋骨。宜滋补肝肾之品，如骨头汤、动物内脏、枸杞子、黑芝麻、黑木耳、白木耳、花生猪脚汤等。

4.3 情志调理

4.3.1 了解患者的情绪，使用言语开导法做好安慰工作。

4.3.2 用移情疗法，转移或改变患者的情绪和意志，舒畅气机、怡养心神。

4.3.3 疼痛时出现烦躁，应合理镇痛，让患者闭目静心，全身放松，平静呼吸，以达到全身气血流通舒畅。

5 护理难点

主动功能锻炼依从性差。其解决思路如下：

5.1 加强对患者康复锻炼知识的教育，告知患者不合理锻炼会影响其功能恢复。

5.2 因人施护，制订可行的康复方案。

5.3 定期随访，评估患者在康复方面的依从性，及时给予针对性的指导。

6 护理效果评价

6.1 杆骨八提撸嘎壳（桡骨远端骨折）土家医护理效果评价表（表1）

医院：_____ 科室：_____ 床号：_____ 患者姓名：_____ 入院日期：_____ 出院日期：_____ 住院天数：_____ 电话号码：_____

性别：_____ 年龄：_____ 住院号：_____ 文化程度：_____ 证候诊断：早期□ 中期□ 后期□

表1 杆骨八提撸嘎壳（桡骨远端骨折）土家医护理效果评价表

一、护理效果评价

主要症状	主要辨证施护方法	土家医护理技术	护理效果
疼痛□	1. 疼痛评分□ 2. 合理体位□ 3. 按疼痛规律施护□ 4. 其他护理措施□	1. 外敷疗法□ 应用次数：_____ 次，应用时间：_____ 天 2. 其他：_____ 应用次数：_____ 次，应用时间：_____ 天 （请注明，下同）	好□ 较好□ 一般□ 差□
肿胀□	1. 肿胀观察□ 2. 合理体位□ 3. 运动指导□ 4. 其他护理措施□	1. 熏蒸疗法□ 应用次数：_____ 次，应用时间：_____ 天 2. 外敷疗法□ 应用次数：_____ 次，应用时间：_____ 天 3. 其他：_____ 应用次数：_____ 次，应用时间：_____ 天	好□ 较好□ 一般□ 差□
腕臂活动功能障碍□	1. 障碍程度评估□ 2. 合理体位□ 3. 功能锻炼指导□ 4. 其他护理措施□	1. 熏蒸疗法□ 应用次数：_____ 次，应用时间：_____ 天 2. 外敷疗法□ 应用次数：_____ 次，应用时间：_____ 天 3. 其他：_____ 应用次数：_____ 次，应用时间：_____ 天	好□ 较好□ 一般□ 差□
其他□ （请注明）	1. 2. 3.		好□ 较好□ 一般□ 差□

二、护理依从性及满意度评价

评价项目		患者对护理的依从性			患者对护理的满意度			
		依从	部分依从	不依从	满意	一般	不满意
土家医护理技术	外敷疗法							
	熏蒸疗法							
健康指导								
签名		/	/	/	上级护士或护士长签名:			
		责任护士签名:						

三、对本病土家医护理方案的评价

实用性强□ 实用性较强□ 实用性一般□ 不实用□

改进意见:

四、评价人（责任护士）

姓名 _____ 技术职称 _____ 完成日期 _____ 护士长签字 _____

6.2 杆骨八提撸嘎壳（桡骨远端骨折）土家医护理技术效果评价表（表 2）

表 2 杆骨八提撸嘎壳（桡骨远端骨折）土家医护理技术效果评价表

分级 / 症状	无（0 分）	轻（2 分）	中（4 分）	重（6 分）	实施前评价		实施后评价	
					日期	分值	日期	分值
骨折局部肿胀	无	骨折局部轻度肿胀皮肤纹理变浅骨标志仍明显	骨折局部中度肿胀皮肤皮肤纹理基本消失骨标志不明显	骨折局部重度肿胀皮肤皮肤紧骨标志消失				
骨折局部压痛	无疼痛（FPS-R 评分：0 分）	疼痛轻微（FPS-R 评分：2～4 分）	中度疼痛（FPS-R 评分：6～8 分）	重度疼痛（FPS-R 评分：10 分）				
腕臂活动功能障碍	无	轻微功能障碍	介于轻重度之间	明显功能障碍				

附录 1 土家药应用注意事项

1 内服土家药剂

1.1 内服药一般用温开水（或药引）送服，散剂用水或汤药冲服；亦可根据病情，配以营养价值较高肉食炖煮或清蒸，不加油、盐服。

1.2 服药时间一般情况下每剂药分 2～3 次服用，具体服药时间可根据药物的性能、功效、病情遵医嘱选择适宜的服药时间。例如：表药宜饭前 1 小时服用，应避风寒或增衣被或辅之以粥以助汗出；赶食药，通常饭后服；下药，宜饭前服；打虫药，应在早晨空腹服。

1.3 服药剂量成人一般每次服用 200mL，水肿及限制入量的患者每次宜服 100mL，老人、儿童应遵医嘱服用。

1.4 用药前仔细询问过敏史，对过敏体质者，应提醒医生关注。

1.5 密切观察用药反应，对婴幼儿、老人、孕妇等特殊人群尤应注意，一旦发现异常，应及时报告医生并协助处理。

1.6 磨汁剂用酒或水磨浓汁内服；鲜药用嘴嚼烂以治病；对于有异味或不便煎煮药物，可用米饭或豆皮包裹，捏成小团吞服；亦可将鲜药捣烂如泥，直接开水冲服等。

1.7 服药期间注意忌口，禁食骚羊肉、猪娘肉、酸菜等发物，少沾冷水，大病忌房事。

2 外用土家药

使用前注意皮肤干燥、清洁，必要时局部清创。应注意观察用药后的反应，如出现灼热、发红、瘙痒、刺痛等局部症状时，应及时报告医师，协助处理；如出现头晕、恶心、心慌、气促等症状时，应立即停止用药，同时采取必要的处理措施并报告医师；使用佩戴疗法时，讲究男左女右习俗。过敏体质者慎用。

附录 2　土家医技术应用注意事项

1　土家药熏蒸疗法注意事项（苦剥统诊业拉）

1.1　遵医嘱实施熏蒸疗法。

1.2　护理评估

1.2.1　熏洗部位皮肤情况。

1.2.2　药物、皮肤过敏者慎用。

1.2.3　孕妇及经期妇女不宜坐浴及外阴部熏洗。

1.2.4　心、肺、脑病患者，水肿患者，体质虚弱及老年患者慎用。

1.3　操作前告知患者中药熏洗的过程及注意事项，如有不适，及时与医务人员沟通。

1.4　操作环境宜温暖，关闭门窗。

1.5　暴露熏洗部位，注意遮挡，注意为患者保暖及保护隐私。

1.6　熏蒸药液温度以 50 ～ 70℃为宜，当药液温度降至 37 ～ 40℃时，方可坐浴、冲洗，以防烫伤。

1.7　熏洗时间不宜过长，以 20 ～ 30 分钟为宜。

1.8　治疗过程中询问患者的感受，及时调节药液温度。

1.9　中药熏洗后要休息 30 分钟方可外出，防止外感；适量补充水分。

1.10　操作中观察患者局部及全身的情况，若有不适，立即报告医师，遵医嘱处理。

1.11　操作完毕后，记录中药熏洗时间、温度及熏洗处皮肤情况及患者感受等。

1.12　高热、火眼、各种出血患者，红肿疮疖已形成患者，有心血管疾病患者不宜用此法。

2　土家药外敷疗法注意事项（恶踏拍诊业拉）

2.1　遵医嘱实施土家药外敷。

2.2　护理评估

2.2.1　贴敷部位的皮肤情况。

2.2.2　女性患者妊娠期禁用。

2.2.3　充分暴露贴敷部位，同时注意保暖并保护隐私。

2.2.4　取鲜药渣或药粉调制成厚薄均匀，一般以 0.2 ～ 0.3cm 为宜，温度 40 ～ 45℃，并保持一定湿度的外敷药包；若使用热熨包，则药袋温度不宜超过 70℃，年老、婴幼儿及感觉障碍者药袋温度不宜超过 50℃，以免烫伤。

2.2.5　观察局部及全身情况，若出现红疹、瘙痒、水疱等过敏现象，停止使用，立即报告医师，遵医嘱予以处理。

2.2.6　贴敷期间，应避免食用寒凉、过咸的食物，避免烟酒、海味、辛辣及牛羊肉等食物。

2.2.7　操作完毕后，记录贴敷部位情况、时间及患者感受等。

2.2.8　注意消毒隔离，避免交叉感染。

3　酒火疗法注意事项（日尔米诊业拉）

3.1　遵医嘱实施酒火疗法。

3.2 护理评估

3.2.1 女性月经期、孕妇、肿瘤、肾功能不全、严重皮肤病、糖尿病患者禁用。

3.2.2 患者体质及治疗部位皮肤情况。

3.2.3 药物、皮肤过敏者慎用。

3.2.4 皮肤感觉迟钝者，应掌握适宜的温度。

3.3 注意室内温度的调节，保持室内空气流通。

3.4 取合理体位，充分暴露施灸部位，注意保暖及保护隐私。

3.5 温度以皮肤耐受为度，不可过热，以免烫伤皮肤。治疗中，注意观察及询问患者，如有不适，应立即停止并报告医师配合处理。

3.6 操作完毕，开窗通风，患者应注意保暖，即服温水以补充水分，6 小时内不宜洗澡。

3.7 施灸部位如有轻微烫伤或起泡，用烧伤膏涂抹，暂停施灸。

3.8 记录施灸部位的皮肤情况及患者感受等。

4 雷火神针疗法注意事项（嘞他泽安额阿诊业拉）

4.1 遵医嘱实施雷火神针疗法。

4.2 护理评估

4.2.1 患者当前主要症状、临床表现及既往史。

4.2.2 患有血小板减少症、血友病等有出血倾向疾病的患者以及晕血者、血管瘤患者，一般禁止用本疗法。

4.2.3 贫血、低血压、孕期和过饥过饱、醉酒、过度疲劳者、有传染病患者，不适宜进行此操作。

4.2.4 患者体质及放血部位的皮肤情况。

4.2.5 患者对疼痛的耐受程度及心理状况。

4.3 首先给患者做好解释工作，消除不必要的顾虑。

4.4 治疗前仔细检查针具，严格遵守无菌操作规程，防止感染。

4.5 针刺深度为皮内，取穴后以轻稳准快的手法进行点刺，不可用力过猛，防止刺入过深而使创伤过大、出血过多，切勿伤及动脉。

4.6 观察患者反应及皮肤情况，若患者感到疼痛或其他不适时，应立即停止操作，报告医师，并配合处理。

4.7 每次治疗一般不超过 3 个部位，部位小者不超过 5 个；病变部位多，每天交替针刺治疗。

4.8 治疗完成后，清洁患者皮肤，嘱患者喝温开水，休息 15 ～ 20 分钟。

4.9 操作完毕，及时记录施针的时间、部位及施针部位的皮肤情况、患者感受等。

5 泡脚疗法注意事项（及爬泽补诊业拉）

5.1 遵医嘱实施土家药泡脚。

5.2 护理评估

5.2.1 评估土家药泡洗部位的皮肤，有皮损者慎用。

5.2.2 严重心肺功能障碍、出血性疾病的患者禁用。

5.2.3 药物、皮肤过敏者慎用。

5.2.4 评估患者下肢对温度的感知觉。

5.3 操作前告知患者土家药泡洗的过程及注意事项，如有不适，及时与医务人员沟通。

5.4 空腹及餐后 1 小时内不宜泡洗。若餐后立即泡洗，可因局部末梢血管扩张而影响消化。

5.5 操作环境宜温暖，关闭门窗，注意为患者保暖及隐私保护。

5.6 充分暴露泡洗部位，药液以浸过患者双足踝关节为宜。

5.7 药液温度一般以 37 ～ 40℃为宜，泡洗时间不宜过长，以 20 ～ 30 分钟为宜。考虑病种的差异性，以防烫伤。

5.8 治疗过程中注意观察患者局部及全身的情况，如出现红疹、瘙痒、心悸、汗出、头晕目眩等症状，应立即报告医师，遵医嘱配合处理。

5.9 泡浴后以浅色毛巾轻轻拭干皮肤，注意拭干趾间皮肤，趾甲长者给予修剪。

5.10 患者实施中药泡洗后，嘱患者饮 200mL 温开水。

5.11 操作完毕后，记录泡洗的温度、时间、泡洗部位皮肤情况及患者感受等。

6 烧艾疗法注意事项（克尔思务诊业拉）

6.1 遵医嘱实施烧艾疗法，选用适当的烧艾方式。

6.2 护理评估

6.2.1 烧艾的皮肤情况。

6.2.2 患者对艾灸气味的接受程度。

6.2.3 颜面部、大血管部位、孕妇腹部及腰骶部不宜施灸。

6.3 注意室内温度的调节，保持室内空气流通。

6.4 取合理体位，充分暴露施灸部位，注意保暖及保护隐私。

6.5 烧艾部位宜先上后下，先灸头顶、胸背，后灸腹部、四肢。

6.6 烧艾过程中注意询问患者有无灼痛感，随时调整距离，及时将艾灰弹入弯盘，防止灼伤皮肤。

6.7 注意烧艾的时间，如失眠症要在临睡前施灸，不宜在饭前空腹或饭后立即施灸。

6.8 烧艾后，局部皮肤出现微红灼热，属于正常现象。如烧艾后出现小水疱时，无须处理，可自行吸收。如水疱较大时，需立即报告医师，遵医嘱配合处理。

6.9 烧艾完毕，立即将艾炷或艾条放置熄火瓶内，熄灭艾火。

6.10 初次使用烧艾疗法时，以小剂量、短时间为宜，待患者耐受后，逐渐增加剂量。

6.11 操作完毕后，记录患者烧艾的方式、部位、烧艾处皮肤及患者感受等情况。

7 推抹疗法注意事项（波立是别诊聂细）

7.1 遵医嘱实施推抹疗法。

7.2 护理评估

7.2.1 推抹部位皮肤情况。

7.2.2 对疼痛的耐受程度。

7.2.3 女性患者月经期或妊娠期禁用。

7.3 操作者应修剪指甲，以防损伤患者皮肤。

7.4 操作时，用力要均匀、柔和，注意为患者保暖及保护隐私。

7.5 操作时，要密切观察患者的反应。如有不适，应停止推抹并做好相应的处理。

7.6 操作完毕后，记录推抹穴位、手法、推抹时间及患者感受等。

8 塞入疗法注意事项（握兔思翁诊业细）

8.1 遵医嘱实施塞入疗法。

8.2 护理评估

8.2.1 实施部位的皮肤黏膜有无红肿、破溃。

8.2.2 有无药物过敏史。

8.2.3 操作前应了解病变的部位，以便掌握塞入时的卧位和药物塞入的深度。

8.2.4 近期有无实施相关部位手术。

8.3 操作时，注意保暖及保护患者隐私。

8.4 药物塞入完毕后，协助患者取舒适卧位，尽量保留药液 1 小时以上，以提高疗效。

8.5 操作过程中，注意询问患者的感受。如有不适，应立即停止并通知医师做好相应处理。

8.6 操作完毕后，记录塞入时间、保留时间及患者的感受等。

9 扯罐疗法注意事项（米梯苦哈诊业拉）

9.1 遵医嘱实施扯罐，正确选择扯罐部位及扯罐方法。

9.2 护理评估

9.2.1 扯罐部位的皮肤情况，如皮肤有溃疡、水肿，或毛发较多及大血管处，不宜拔罐。

9.2.2 对疼痛的耐受程度；全身枯瘦，皮肤失去弹力者不应扯罐。

9.2.3 高热抽搐及凝血机制障碍者忌拔罐。

9.2.4 骨突处，孕妇下腹部、腰骶部禁用。

9.3 取合理体位，充分暴露拔罐部位，注意保暖及保护隐私。

9.4 操作前检查罐口是否光滑，有无裂缝。根据不同部位，选用大小适宜的火罐；选择药水罐时，罐体温度应低于 50℃。

9.5 扯罐过程中，注意观察火罐吸附情况和皮肤颜色。注意询问患者感觉，如有不适，及时起罐，防止烫伤。

9.6 扯罐时，动作要稳、准、快，切勿强拉。

9.7 使用多罐时，火罐排列的距离适宜，否则因火罐牵拉会产生疼痛。

9.8 起罐后，一般局部皮肤呈现红晕或紫绀色（瘀血），为正常现象，会自行消退。如局部瘀血严重者，不宜在原位再拔。如局部出现小水疱，可不必处理；如水疱较大，消毒局部皮肤后，用注射器吸出液体，覆盖消毒敷料。

9.9 操作完毕后，记录扯罐的部位、时间及患者的感受等情况。

10 扑灰碗疗法注意事项（切被不次砍诊业拉）

10.1 遵医嘱实施扑灰碗疗法。

10.2 护理评估

10.2.1 扑灰碗部位的皮肤情况，有皮肤溃疡、发炎、水肿者不适宜本疗法。

10.2.2 发热、火气重者，不适宜本疗法。

10.2.3 小儿出疹子时，禁用此疗法。

10.2.4 对热的耐受程度。

10.3 实施前，嘱患者排空大小便。

10.4 取合理体位，充分暴露实施部位，注意保暖及保护隐私。

10.5 实施中保持灰碗湿布的温度，冷却后应及时更换或加热。温度以患者耐受为宜，毛巾要捆紧，不能让柴灰漏到皮肤上，以免发生烫伤。

10.6 观察患者反应及皮肤情况，若感到皮肤疼痛或出现红疹、瘙痒、水疱时，应立即停止操作，报告医师并配合处理。

10.7 操作完毕后，记录扑灰碗的温度、部位、实施时间及患者感受等。

11 发疱疗法注意事项（泡子不诊聂细）

11.1 遵医嘱实施发疱疗法。

11.2 护理评估

11.2.1 评估发疱疗法部位皮肤的情况。

11.2.2 评估患者对温度的感知觉。

11.2.3 药物、皮肤过敏者慎用。

11.2.4 婴幼儿患者慎用。

11.3 操作前告知患者发疱疗法的过程及注意事项，如有不适，应及时报告医师并予相应处理。

11.4 操作环境宜温暖。

11.5 充分暴露敷药部位，注意为患者保暖及保护隐私。

11.6 遵医嘱确定敷药部位，中药涂抹厚薄均匀，外固定敷料松紧适宜。

11.7 观察患者局部及全身情况，若出现红疹、瘙痒、水疱等现象，应立即报告医师，遵医嘱配合处理。

11.8 发疱过程中注意保护水疱，尽量不要刺破水疱。发泡处勿碰冷水，不要摩擦，避免发疱处感染；必要时，可外涂红霉素软膏。

11.9 操作完毕后，记录药物外敷部位的皮肤情况及患者的感受等。

12 土家药剂涂药疗法注意事项（色此诊聂细）

12.1 遵医嘱实施土家药涂药。

12.2 护理评估

12.2.1 既往史及过敏史。

12.2.2 涂药部位的皮肤情况。

12.3 涂药前清洁局部皮肤，遵医嘱执行涂药次数。

12.4 水剂、酊剂用后，须塞紧瓶盖；如有悬浮液时，须先摇匀后涂擦；霜剂则应用手掌或手指反复摩擦，使之渗入肌肤。

12.5 局部涂药不宜过多、过厚，以免堵塞毛孔。

12.6 面部涂药时，防止药物误入口及眼睛。

12.7 局部皮肤如出现丘疹、奇痒或肿胀等，应立即停用，通知医师并协助处理。

12.8 操作完毕后，记录药物涂药部位的皮肤情况及患者的感受等。

13 烧灯火疗法注意事项（特也特米务诊业法拉）

13.1 遵医嘱实施烧灯火疗法。

13.2 护理评估

13.2.1 注意烧灯火治疗部位的皮肤情况，如有皮肤破损溃疡、水肿处，忌烧。

13.2.2 孕妇下腹部、腰骶部忌烧。

13.2.3 对热的耐受程度。

13.3 取合理体位，充分暴露烧灯火部位，注意保暖及保护隐私。

13.4 注意室内温度的调节，保持室内空气流通。

13.5 烧灯火时，注意掌握烧灼的速度，速烧速提，防止烧伤穴位以外的皮肤，灯芯点桐油不宜过多，防油火灼伤皮肤。一旦出现皮肤烧伤，应立即停止治疗。治疗中注意观察及询问患者，如有不适，应立即停止，并报告医师配合处理。

13.6 婴幼儿皮肤稚嫩，多用印灯火治疗。如用隔姜片烧法，以免灼伤皮肤。

13.7 小儿哭时，不能强行烧灯火，需待其哭毕，换气后才能烧，防止烧反筋。

13.8 烧灯火一般程序：先上后下，先背后腹，先头身后四肢的烧灯火程序。

13.9 烧灯火治疗后，要保持烧灯火局部或创面清洁，防止感染。烧灯火后 3 日内，局部不要沾水，约 7 天愈合。

13.10 操作完毕后，记录烧灯火治疗的时间、烧灼穴位数、皮肤情况及患者感受等。

14 土家医药筒滚熨疗法注意事项（色提壳古倮踏捏西）

14.1 遵医嘱实施土家医药筒滚熨。

14.2 护理评估

14.2.1 滚熨部位的皮肤情况。

14.2.2 既往史及药物过敏史。

14.2.3 对热的耐受程度。

14.2.4 女性患者月经期或妊娠期腹部禁用。

14.3 滚熨前嘱患者排空小便。

14.4 选择合理体位。

14.5 滚熨中保持竹筒的温度，冷却后应及时加热。温度以患者耐受为宜，以免发生烫伤。

14.6 观察患者反应及皮肤情况，若患者感到疼痛或出现红疹、瘙痒、水疱时，应立即停止操作，报告医师并配合处理。

14.7 操作完毕后，记录滚熨的温度、部位、实施时间及患者感受等。

15 土家火柴爆伤疗法注意事项（泽火嫖诊业细）

15.1 遵医嘱实施土家火柴爆伤法。

15.2 护理评估

15.2.1 观察患者意识状态、全身及局部皮肤情况。

15.2.2 对热的耐受程度。

15.2.3 操作前告知患者火柴爆伤的过程及注意事项，如有不适，应及时与医务人员沟通。

15.3 关闭门窗，调节室温，注意保暖，保护隐私。

15.4 治疗过程时间不宜过长，以 5 ～ 10 秒为宜，每次 5 ～ 7 个火柴头，放在被咬伤口上点燃烧灼 1 ～ 2 次。

15.5 治疗过程中观察患者局部及全身情况，若有不适，应立即停止操作，报告医生，遵医嘱处理。

15.6 操作完毕后，记录火柴爆伤治疗次数、时间、皮肤情况及患者感受等。

16 土家扩创吸引排毒疗法注意事项（阿子哈列诊业细）

16.1 遵医嘱实施土家扩创吸引排毒法。

16.2 护理评估

16.2.1 观察患者神志、全身及局部皮肤情况。

16.2.2 操作前告知患者土家扩创吸引排毒法的过程及注意事项，如有不适，应及时与医务人员沟通。

16.3 关闭门窗，调节室温，注意保暖，保护隐私。

16.4 扩创过程中注意观察生命体征及全身情况，若有不适，应立即停止操作，报告医生，遵医嘱处理。

16.5 操作完毕后，记录土家扩创吸引排毒法治疗时间及局部皮肤情况。

16.6 遇到紧急情况时，传统用口吸附，术者口中先含桐油或茶叶水再吸伤口，吸附后马上吐掉吸附物。

17 缚扎疗法注意事项（替波莫迫诊业细）

17.1 遵医嘱实施缚扎疗法。

17.2 护理评估

17.2.1 观察患者神志、全身及伤口局部皮肤情况。

17.2.2 操作前告知患者缚扎疗法的过程及注意事项，如有不适，应及时与医务人员沟通。

17.3 关闭门窗，调节室温，注意患者保暖及隐私保护。

17.4 治疗过程中观察患者局部及全身情况，若有不适，应立即停止操作，报告医生，遵医嘱处理。

17.5 缚扎时间可维持 8 ～ 10 小时，应每隔 15 ～ 30 分钟放松 1 次，每次放松 1 ～ 2 分钟，一般在行伤口排毒或服药后 1 ～ 3 小时解除缚扎。若咬伤已超过 12 小时，则不宜缚扎。

17.6 缚扎过程中注意肢体远端温度、感觉情况，如有肢端发凉、变冷、青紫情况及时放松缚扎带。

17.7 操作完毕后，记录缚扎疗法的时间，局部皮肤、血运情况。

18 提风疗法注意事项（波立日尔书底底诊业拉）

18.1 遵医嘱实施提风疗法。

18.2 护理评估

18.2.1 脐部皮肤有炎症、破溃或皮肤过敏者禁用。

18.2.2 出血性疾病、严重肝肾功能障碍者禁用。

18.2.3 儿童必须在成人监护下使用。

18.3 操作前告知小儿提风疗法的过程及注意事项，如有不适，及时与医务人员沟通。

18.4 操作环境宜温暖，关闭门窗。

18.5 暴露患者脐部，注意保暖。贴敷的药物研碎后用醋或其他溶剂调好，并用一次性敷贴贴片包好，备用。

18.6 贴敷时间，根据患儿皮肤反应而定，以患儿能够耐受为度。患儿如自觉贴药处有明显不适，可自行取下。如局部出现过敏反应，可涂擦抗过敏的药物。

18.7 治疗部位不能浸水或抓挠。治疗期间饮食宜清淡，忌生冷油腻、不消化的食物。

18.8 操作完毕后，记录提风疗法的时间、脐贴处皮肤情况和患儿感受等。

19 针挑疗法注意事项（安额阿挑捏西拉）

19.1 遵医嘱实施针挑治疗。

19.2 护理评估

19.2.1 针挑部位皮肤情况，针挑时要注意避开小血管。

19.2.2 血友病等有出血倾向的患者，不宜针挑或慎用。

19.2.3 孕妇、有严重心脏病、出血性疾病及机体过度虚弱者禁用。

19.3 注意患者挑治部位和术者手指的消毒。针挑所用器具要严格消毒，要求一人一针，以预防血液传播性疾病在针挑治疗过程传播发生。

19.4 针挑选点要准，手法要快，不宜留针。

19.5 每次针挑反应点或穴位不宜过多，反应点或穴位一般为 1 ～ 4 个点或穴位。

19.6 针挑时，注意观察患者有无头晕、心慌、恶心反应并观察患者面部颜色是否改变，以防发生晕针。如有不适，立即通知医生，遵医嘱处理。

19.7 针挑治疗后，局部 3 ～ 5 天不遇冷水，防止感染，不宜吃辛辣刺激性食物。

19.8 治疗完毕，记录针挑穴位、患者反应等情况。

20 蛋滚疗法注意事项（日阿列梯克尔诊业拉）

20.1 遵医嘱实施蛋滚疗法。

20.2 护理评估

20.2.1 蛋滚部位皮肤情况。

20.2.2 皮肤有炎症、溃疡者禁用。

20.2.3 虫积或火盛而致的大便硬结、肚子胀、肚子痛禁用。

20.3 操作前告知蛋滚疗法的过程及注意事项，如有不适，应及时与医务人员沟通。

20.4 操作环境宜温暖，关闭门窗。

20.5 暴露皮肤，注意保暖。备用 2 ～ 3 个不去壳热蛋。蛋滚过程中，如蛋冷需换另一热蛋继续滚动。

20.6 蛋滚时间，每次 15 ～ 30 分钟，蛋滚温度以患儿能够耐受为度，避免热蛋温度过高，烫伤皮肤。

20.7 蛋的选择，以鲜蛋为首选，切忌变质蛋及人造蛋。

20.8 蛋滚过程中如热蛋温度过高灼伤或烫伤皮肤时，应及时处理，局部可涂烧伤药膏，预防感染。

20.9 操作中观察患儿局部及全身情况，若有不适，应立即报告医生，遵医嘱处理。

20.10 操作完毕后，嘱患儿在治疗床上盖被休息 15 分钟，可将蛋壳打破，查看蛋清颜色，记录蛋滚的时间、蛋滚处皮肤情况和患儿感受等。

21 推油火疗法注意事项（色士诊业法拉）

21.1 遵医嘱实施推油火治疗。

21.2 护理评估

21.2.1 注意推油火部位的皮肤情况，皮肤应完整，无伤口、破溃、脓肿等情况。

21.2.2 外感热证、皮肤病、胃肠出血、胃肠肿瘤、关节红肿者等禁用。

21.2.3 小儿禁用。

21.3 操作前告知患者推油火治疗的过程，如有不适，应及时告知医务人员。

21.4 操作时注意遮挡，保护患者隐私。

21.5 注意掌握好油火泡沫的温度，不宜超过 60℃，每次治疗 5 ～ 10 分钟，每日 1 次。

21.6 在抓取油火泡沫时，动作要迅速，即速抓速放，以免烫伤医务人员手。

21.7 在放油火泡沫局部拍打时，注意观察患者皮肤情况，及时询问患者的感受，避免烫伤患者的皮肤。

21.8 推油火治疗中，偶有油火温度过高而烫伤医务人员的手或患者皮肤的意外。如有烫伤，应保持创口清洁，局部酌情用烧伤药膏治疗。

21.9 治疗完毕后，记录推油火疗法治疗的时间、部位，以及患者反应等情况。

22 翻背掐筋疗法注意事项（坡尔体克尔阿汝筋克欽尺诊业拉）

22.1 遵医嘱实施翻背掐筋疗法。

22.2 护理评估

22.2.1 注意背部部位的皮肤情况，皮肤应完整，无伤口、破溃、脓肿等情况。

22.2.2 外感热证、皮肤病、心脏病或有出血倾向等疾病的患儿慎用。

22.3 操作环境宜温暖，应关闭门窗。

22.4 暴露患者背部并注意保暖。

22.5 实施者指甲要修整光滑，手部要温暖，手法宜轻柔、敏捷，用力及速度要均等，中途不要停止。

22.6 每次操作时间不宜太长，以 3 ～ 5 分钟为宜，最好是晨起时或晚睡时捏脊，不要在饭后 1 小时内捏脊，不要在小儿哭闹或睡着时捏脊。

22.7 操作过程中注意观察患儿的反应及背部皮肤情况，如有不适，应立即停止，遵医嘱处理。

22.8 操作完毕后，嘱患儿在治疗床上盖被休息 15 分钟，记录翻背的时间、翻背处皮肤情况和患儿感受等。

23 佩戴疗法的注意事项（色块剥诊业拉）

23.1 遵医嘱实施佩戴疗法。

23.2 护理评估

23.2.1 既往史及药物过敏史。

23.2.2 急性病证、对药物过敏和无法系带的部位；孕妇、精神障碍者；以及局部皮肤有炎症、破损时不宜用此法治疗。

23.3 治疗过程中，如出现局部皮肤瘙痒、疱疹等症状时，应暂停治疗。

23.4 因此法使用时间较长，故急性病患者不宜用此法治疗。

23.5 取藤茎、树皮后，要做捣揉处理，避免有粗木质擦伤皮肤。

23.6 避免因绳带过细或外力突然牵拉而引起局部皮肤勒伤。

23.7 佩戴过程中如出现勒伤、擦破皮肤、过敏等症状时，应立即取下，并告知医生予对症处理。

23.8 治疗完毕，记录佩戴疗法的用物、部位及患者反应等情况。

24 瓦针疗法的注意事项（瓦安额阿诊业拉）

24.1 遵医嘱实施瓦针疗法。

24.2 护理评估

24.2.1 患者当前主要症状、临床表现及既往史。

24.2.2 患有血小板减少症、血友病等有出血倾向疾病的患者以及晕血、血管瘤患者，一般禁止用本疗法。

24.2.3 贫血、低血压、孕期和过饥过饱、醉酒、过度疲劳及有传染病患者，不适宜进行此操作。

24.2.4 患者体质及放血部位的皮肤情况。

24.2.5 患者对疼痛的耐受程度及心理状况。

24.3 首先给患者做好解释工作，消除不必要的顾虑。

24.4 瓦针必须严格消毒，防止感染。

24.5 选定治疗部位后，以轻、稳、准、快的手法进行点刺，不可用力过猛，防止刺入过深，创伤过大，出血过多，切勿伤及动脉。

24.6 治病的出血量，应根据病情、体质而定。每个治疗部位放血 5 ～ 10 滴，每滴直径约 5mm（如黄豆大小），一周 3 次，12 次为 1 个疗程。

24.7 每次操作前，要对瓦针进行消毒或者更换，以免产生交叉感染。

24.8 操作后要观察患者面色，做好记录并签名。

25 放痧疗法注意事项（莎刮捏西拉）

25.1 遵医嘱实施放痧治疗，根据部位选择适宜的放痧用具。

25.2 护理评估

25.2.1 评估患者体质和皮肤情况，体型消瘦者慎用，局部皮肤瘀斑、水疱、瘢痕、炎症、破溃、有出血倾向等情况者禁止放痧。

25.2.2 评估患者证候表现，遵医嘱辨证选择放痧油及放痧部位。

25.2.3 评估患者耐受能力，确定手法轻重。

25.2.4 女性患者月经期或妊娠期禁用。

25.3 室温保持在 22 ～ 24℃，暴露放痧部位，注意保暖和隐私保护。

25.4 放痧手法以患者能耐受为度，局部皮肤发红或有紫色痧点为宜，但不强求出痧，禁用暴力。

25.5 放痧时不可过饥过饱，宜饭后 1 ～ 2 小时后刮痧。

25.6 关节部位、脊柱、头面部禁止采用重手法，放痧时间相对较短。

25.7 糖尿病患者皮肤耐受性差，血管脆性增加，放痧的力度不宜太大，速度不宜太快，时间不宜太长。下肢静脉曲张及下肢浮肿者，宜从下往上刮。

25.8 放痧过程中询问患者有无不适，如果出现头晕、恶心甚至晕厥等现象称为晕痧，应立即停止，迅速让其平卧，饮一杯糖盐水，报告医师配合处理。

25.9 告知

25.9.1 操作前：放痧时局部可有疼痛、灼热感。

25.9.2 操作中：出现头晕、恶心、四肢无力等情况，应及时告知。

25.9.3 治疗后：放痧部位可出现痧点或瘀斑为出痧，出痧后 1 ～ 2 天，皮肤可能轻度疼痛、发痒，属正常现象。放痧后局部注意保暖，多喝热水，避风寒，3 小时内避免洗浴。

25.10 操作完毕后，记录实施的部位、时间及患者的感受等情况。

26 放血疗法的注意事项（摸也坡诊业拉）

26.1 遵医嘱实施放血疗法。

26.2 护理评估

26.2.1 患者当前主要症状、临床表现及既往史。

26.2.2 各种出血性疾病、孕妇、糖尿病及年老体弱者，禁止用本疗法。

26.2.3 患者体质及放血部位的皮肤情况。

26.2.4 患者对疼痛的耐受程度及心理状况。

26.3 首先给患者做好解释工作，消除不必要的顾虑。

26.4 针具必须严格消毒，防止感染。

26.5 选定治疗部位，消毒局部，快速刺破皮肤，以提、捏、推、按等辅助动作放出少量血液或黏液。

26.6 治病的出血量，根据病情、体质而定。每个治疗部位放血 5 ～ 10 滴，每滴直径约 5mm（如黄豆大小），一周 3 次，12 次为 1 个疗程。

26.7 每次操作前更换针具，以免产生交叉感染。

26.8 操作后要观察患者面色，做好记录并签名。

附录 3 "民族医护理效果评价表"填表说明

1 证候诊断

"辨证分型"要根据本病的民族医护理方案书写，在相应的证型后画"√"，如有其他分型填写在"其他"一栏。

2 主要症状

主要症状指民族医护理方案中涉及的本疾病的主要症状，以及方案未涉及但在具体患者病程中表现出的主要症状。根据患者病情在相应的症状下画"√"。

3 主要辨证施护方法

主要辨证施护方法指临床护理工作中针对某一主要症状采取的关键护理措施，不包含一般护理措施，如生活起居、环境等常规护理。在相应的护理措施后画"√"。

4 民族医护理技术

4.1 指依据本病的民族医护理方案，针对主要症状采取的民族医护理技术。护理方案中未涉及但临床实际应用的，可在"其他"一栏补充说明。

4.2 "应用次数"指在患者住院期间，应用某一项民族医护理技术的次数。

"应用时间"指在患者住院期间，应用某一项民族医护理技术的合计天数。

若针对不同症状采用了同一种护理技术，应分别填写应用次数，但应在表后说明该项技术应用总次数和总天数，以免重复计算。

5 护理效果

护理效果指针对某一主要症状，实施"主要辨证施护方法"及"民族医护理技术"后症状的改善情况。根据患者某症状实际缓解程度，在相应的项目后画"√"。

6 患者对护理依从性及满意度评价

6.1 "民族医护理技术"指为患者实施的民族医护理技术。根据临床实施情况如实填写。

6.2 "健康指导"只填写患者对责任护士实施本病民族医护理健康指导的满意度（不填写依从性）。

6.3 "患者对护理的依从性"由责任护士填写，"患者对护理的满意度"由上级护士或护士长填写。

7 对本病民族医护理方案的评价

7.1 由落实"民族医护理方案"的责任护士填写。根据临床应用情况，在相应的选项后画"√"。

7.2 改进意见指针对本病的民族医护理方案提出意见和建议，请用文字表述。

8 民族医护理技术效果评价量表的应用方法

症状或证候评分：无 0 分；轻度 2 分；中度 4 分；重度 6 分。

方法：护理后评分与护理前评分之差的多少来界定其护理效果的好、较好、一般及差。

好：减 4 分；表示症状从轻或中或重，到无，症状消失；或从重到轻。

较好：减 2 分；症状从重到中，或从中到轻。

一般：评分值没有改变；症状无改变。

差：加分为差；症状加重。

9 依从性评价

不另设评价指标，只界定层次。

依从：根据医嘱执行情况评价，全部遵医嘱。

不依从：完全不愿意接受治疗护理。

部分依从：接受治疗护理后自行拒绝使用。